FORSCHUNGSBERICHTE
DES WIRTSCHAFTS- UND VERKEHRSMINISTERIUMS
NORDRHEIN-WESTFALEN

Herausgegeben von Staatssekretär Prof. Leo Brandt

Nr. 95

Prof. Dr. phil. habil. G. Winter, Bonn

Untersuchungen über die flüchtigen Antibiotika aus der Kapuziner-
(tropaeolum maius) und Gartenkresse (Lepidium sativum)
und ihr Verhalten im menschlichen Körper bei Aufnahme von
Kapuziner- bzw. Gartenkressensalat per os

Als Manuskript gedruckt

WESTDEUTSCHER VERLAG / KÖLN UND OPLADEN

1954

ISBN 978-3-663-03307-3   ISBN 978-3-663-04496-3 (eBook)
DOI 10.1007/978-3-663-04496-3

Forschungsberichte des Wirtschafts- und Verkehrsministeriums Nordrhein-Westfalen

Gliederung

Vorwort . . . . S. 5

Einleitung und Allgemeines . . . . S. 7

Methodisches . . . . S. 10

Experimenteller Teil . . . . S. 15

Zusammenfassung . . . . S. 35

Literaturverzeichnis . . . . S. 61

Forschungsberichte des Wirtschafts- und Verkehrsministeriums Nordrhein-Westfalen

Vorwort

Die in folgender Publikation zusammengefaßten Untersuchungen wurden während der Jahre 1949 - 1952 durch finanzielle Unterstützung des Ministers für Wirtschaft und Verkehr des Landes Nordrhein-Westfalen ermöglicht, für die an dieser Stelle nochmals verbindlichst gedankt sei.

Wir konnten anfangs als Garantie für einen Erfolg der geplanten Arbeiten nur unsere bisherigen Erfahrungen und Publikationen über antibiotische Vorgänge bei Bodenmikroben unterbreiten. Wir gingen von der Vorstellung aus, daß es sinnlos sei, der fließbandartigen Suche der Amerikaner nach antibiotischen Substanzen mikrobieller Entstehung nach Art des Penicillin, Streptomycin, Aureomycin usw. mit unseren bescheidenen Mitteln Konkurrenz zu machen. Wir hatten vielmehr die Vorstellung, daß aller Wahrscheinlichkeit nach auch in unserer Nahrung, der Beikost, aber auch Heilpflanzen, die seit alters her gegen Infektionen eingesetzt werden, solche antibiotischen Stoffe vorhanden sein müßten, die man in ihrer Wirkung in etwa den bisher bekannten Antibiotika an die Seite stellen könnte.

Daher begannen diese Arbeiten zunächst ohne Berührung mit medizinischen Aspekten als reine Grundlagenforschung mit der systmatischen Suche nach solchen Substanzen in Blütenpflanzen. Dabei wurden sehr deutliche Hinweise gefunden, daß die im Mittelalter gegen Wund- und Harnwegsinfektionen verwendeten Heilpflanzen in einer den Durchschnitt der Pflanzen weit überragenden Häufigkeit "antibiotische" Substanzen enthalten.

Damit lag es aber nahe, den Sprung in die medizinische Prüfung und zur evtl. praktischen Verwendung dieser Pflanzen zu wagen. So fanden wir Pflanzen wie die Garten- und Kapuzinerkresse und auch den Meerrettich, die hochwirksame flüchtige Antibiotika enthalten, die sich nicht nur in vitro, sondern auch in vivo - im Körper - in ihren Eigenschaften dem Penicillin und Streptomycin an die Seite stellen lassen und therapeutisch in mancher Beziehung ergänzen.

Diese Feststellung hatte zwangsläufig zur Folge, daß die Arbeiten über den kleinen Rahmen eines Privat-Laboratoriums hinauswuchsen und 1952/53 bei der Firma Dr. Madaus & Co., Köln-Merheim, zwecks Intensivierung dieser Forschungsrichtung eine botanische Abteilung aufgebaut wurde.

Forschungsberichte des Wirtschafts- und Verkehrsministeriums Nordrhein-Westfalen

So wurden innerhalb von 4 Jahren aus der neuen Grundlagenforschung der Übergang zur industrienahen, wirtschaftswichtigen Forschung gefunden, die dann in diesem Jahre in gewisser Weise mit der Entwicklung des Präparates "Tromalyt" (WiWi 192) ihren Abschluß fand. Das Tromalyt stellt als erstes innertherapeutisch verwendbares Antibiotikum aus Blütenpflanzen in Universitätskliniken (GERMER, STICKL, WICHER, HALBEISEN) seine Wirksamtkeit bei einer Reihe infektiöser Krankheiten unter Beweis (Cystitis, Pyelitis, Otitis, Bronchitis, Bronchopneumonie, Tonsillitis, "grippale Infekte").

Ebenso gelang es, weitgehende Aufschlüsse über die chemische Natur der wirksamen Substanzen zu erhalten (KLESSE und LUKOSCHEK, WINTER) und Wirkungsweise und Verhalten im Körper zu klären (STICKL).

Abgesehen von der klinischen und wirtschaftlichen Bedeutung dieser Ergebnisse darf aber besonders darauf hingewiesen werden, daß hier <u>zum ersten Mal der Nachweis gelungen ist, daß wir mit der normalen Nahrung, und zwar insbesondere der Rohkost, antibiotische Substanzen in Mengen aufnehmen, die u.U. für die Gesundheit des Organismus prophylaktisch oder therapeutisch von Bedeutung werden können.</u>

GERMER, W.D.	Dtsch. med. Wschr. <u>79</u>, 1445 (1954)
HALBEISEN, TH.	Die Medizinische <u>1954</u>, 1212
	Die Naturwiss. <u>41</u>, 378 (1954)
	Vortrag Therapiewoche Karlsruhe 1954
KLESSE und LUKOSCHEK	Die Arzneimittelforschung (im Druck)
STICKL, H.	Dtsch. med. Wschr. <u>79</u> (1954) (im Druck)
	Vortrag bei der Tagung Rhein.Westf. Pädiater Köln, Mai 1954
	Vortrag Therapiewoche Karlsruhe 1954
WICHER, W.	Die Medizinische <u>1954</u>, 1215
WINTER, A.G.	Die Naturwiss. <u>41</u>, 337 (1954)
	Die Naturwiss. <u>41</u>, 379 (1954)
	Planta medica <u>2</u>, 425 (1954)
	Madaus Jahresbericht 1953, <u>VII</u>, 7 (1954)
	Die Medizinische 1954 (im Druck; - Vortrag Akademie für ärztliche Fortbildung Karlsruhe Mai 1954)
	Vortrag Therapiewoche Karlsruhe 1954

__Forschungsberichte des Wirtschafts- und Verkehrsministeriums Nordrhein-Westfalen__

Einleitung und Allgemeines

Es mehren sich die Anzeichen dafür, daß ein gewisser Infektionsschutz für den Körper dadurch erreicht wird, daß eine in einem dynamischen Gleichgewichtszustand befindliche, vielseitige Mikroflora Mundhöhle und Darm usw. besiedelt. Sie gestattet infolge der wechselweisen Beeinflussung der Mikroorganismen nur eine begrenzte Entwicklung der einzelnen Arten. Dieses Gleichgewicht ist aber ausgesprochen dynamisch, d.h. es hat für verschiedene Umweltbedingungen eine differente Lage, die durch die unterschiedliche Reaktion der einzelnen Mikrobengruppen auf die Milieufaktoren bedingt wird. Störungen der "normalen" Gleichgewichtslage z.B. durch antibiotisch wirksame Substanzen können daher zu Infektionen der Analgegend durch Stämme des Pilzes Candida albicans führen, die sich als hochresistent gegen alle Antibiotika erweisen. Ebenso kann es bei Behandlung mit Penicillin infolge der Ausscheidung dieses Antibiotikums mit dem Speichel zu der Entwicklung einer normalerweise nicht vorhandenen penicillinresistenten Mundflora kommen. ABBOTT und Mitarbeiter fanden im Anschluß an eine Influenzabronchopneumonie Escherichia coli im Sputum. Bei Autopsie fanden sich Lungenabszesse mit Candida albicans und Aspergillus, die gegen die angewandten Antibiotika resistent waren.

Wir gingen nun bei unseren Untersuchungen über mikrobiologische Gleichgewichte im Boden von ganz ähnlichen Erscheinungen aus (WINTER 1939, 1942, 1949, 1950, 1951). Auch im Boden befindet sich, ähnlich wie im Verdauungstraktus des Menschen, eine zahl- und artenreiche Flora, die eine Keimzahl von einigen Milliarden Bakterien je g Boden erreichen kann. Auch hier hängt das dynamische Gleichgewicht zwischen den verschiedenen Formen von den Umweltfaktoren ab und wechselt daher von Boden zu Boden in Abhängigkeit von seinen chemischen und physikalischen Eigenschaften.

Unter diesen Bodenmikroben finden sich auch zahlreiche Keime, die für die Wurzeln dieser oder jener Pflanze pathogen sind. Es war nachzuweisen (WINTER 1939, 1942, 1949), daß solche Krankheitserreger u.U. nur auf bestimmten Böden die Pflanzenwurzeln zu infizieren vermögen, oder anders: auf einigen Bodenarten ist die Pflanze gegen die betreffende Krankheit widerstandsfähig. Es ließ sich nun zeigen, daß diese unterschiedliche Empfindlichkeit gegen den pathogenen Pilz durch die unterschiedliche

Mikroflora der Böden verursacht wird. Veränderte man das mikrobiologische Gleichgewicht auf einen solchen Boden mit infektionshemmender Mikroflora oder beseitigte gar diese Flora weitgehend durch Erhitzung oder Chemikalien (sog. partielle Sterilisation durch Erhitzung im Dampf oder mit Toluol, Chloroform, Alkohol usw.), so konnte der Parasit nunmehr hemmungslos im Boden wachsen und die Wurzeln infizieren. Unsere Untersuchungen ergaben, daß die im Vergleich zum Boden an Keimzahlen noch 50 bis 100mal stärkere Mikroflora, die den Pflanzenwurzeln unmittelbar aufliegt und von den Wurzelausscheidungen (Kohlehydrate, Aminosäuren, Vitamine, Alkaloide) lebt, in extremem Ausmaß solche infektionshemmenden Eigenschaften besitzt (WINTER und VON RÜMKER 1949, 1950). Schaltete man diese reiche Mikroflora durch sterile Aufzucht der Pflanzen aus, dann konnte man nunmehr die Pflanzen mit Pilzen infizieren, von denen sie im Freiland, also mit einer Mikroflora im Boden und auf den Wurzeln, niemals befallen werden.

Bei unseren Untersuchungen über den Einfluß antibiotisch wirksamer Bestandteile höherer Pflanzen auf die Bodenmikroben zeigte sich nun, daß deutliche, aber nicht so tiefgreifende Verschiebungen, wie sie nach der partiellen Sterilisation auftreten (s.o.), unter dem Einfluß dieser Substanzen zu erkennen waren (WINTER und WILLEKE 1951 a, 1951 b, 1951 c). Eine solche Verschiebung des mikrobiologischen Gleichgewichtes, die nicht zu einer weitgehenden Vernichtung der normalen Mikroflora führt, kann aber u.U. durchaus erwünscht sein, wenn z.B. durch falsche Fruchtfolgen, Düngung oder Bodenbearbeitung ausgelöste "Störungen" (ein zunächst noch ganz unscharf umrissener Begriff) der Mikroflora vorliegen (vgl. WINTER 1942, S. 240).

Wir stellten nun auf der anderen Seite fest, daß eine erstaunlich hohe Anzahl von Heilpflanzen, die wir als antibiotisch wirksam fanden, von MATTHIOLUS (1611) gegen Infektionen der Harnwege und zur Wundheilung und -reinigung verordnet wurden. Hier war nun angesichts der relativ geringen Dosierungen dieser Arzneipflanzen zu erwarten, daß die evtl. Eingriffe in die mikrobiologischen Gleichgewichte des menschlichen Organismus nicht allzu tiefgreifend sein würden.

Interessant war dabei insbesondere eine Untersuchung solcher Pflanzen, die, auf der Grenze von Heilpflanze und Gemüse stehend, wie z.B. die

Kapuzinerkresse, die Gartenkresse, Petersilie, Porree und Sellerie, kräftige antibiotische Wirkungen erkennen lassen. Wir durften also hier eine gute Verträglichkeit auch größeren Dosen gegenüber voraussetzen. Weiterhin waren Selbstversuche mit all ihren Vorzügen sofort und ohne Risiko durchführbar. Dabei lag uns zunächst einmal daran, entsprechend den Vorschriften der mittelalterlichen Botanikerärzte, die Wirkung der ganzen Pflanze zu erproben, also mit exakter Methodik zu überprüfen, ob eine Aufnahme heute völlig unbeachteter "Heilpflanzen" oder "Gemüsepflanzen" per os nach Angabe der alten Volksheilkunde überhaupt im Körper Bedingungen schaffen kann, die zu einer Beseitigung einer Infektion im Sinne einer Therapia magna sterilisans führen. Insbesondere hofften wir, daß sich evtl. Pflanzen finden würden, die eine solche Therapie nur in bestimmten Organen auslösen, also eine tiefgreifende Störung der mikrobiologischen Gleichgewichte in anderen Organen (insbesondere auch im Darm) ganz oder weitgehend vermeiden. Ihr Charakter als "Gemüsepflanzen" ließ eine solche Hoffnung aufkommen.

Für derartige Versuche erschien uns zunächst die Kapuzinerkresse (Tropaeolum maius) und die Gartenkresse (Lepidium sativum) besonders geeignet. Beide enthalten (s.u.) hochwirksame, leicht flüchtige Antibiotika, deren Körperpassage bzw. Verhalten im Körper wir mit einem besonders empfindlichen Test durch Untersuchung des Harnes nachzuweisen hofften (s.u.). Zudem geben HIERONYMUS BOCK (1561) bzw. die Botanikerärzte des Mittelalters und der angehenden Neuzeit recht interessante Hinweise über ihre Heilwirkung.

HIERONYMUS BOCK schreibt über die Gartenkresse: "Alle Cressen innerlich gebraucht treiben den harn, reinigen den bauch, die nieren und blasen ..., heilen und reinigen innerliche wunden ... Cressen heilen alle giftigen blatern und schebigkeit des grinds, als carbunckel ... zerknitschet, den safft darüber gestrichen und das kraut auffgeleget." VALENTINUS (1719) berichtet über Heilung offensichtlich schwerer Cystitis oder Pyelitis durch Gartenkresse.

Konkrete Angaben über die Heilwirkung der Kapuzinerkresse fehlen noch bei MATTHIAS DE LOBEL (1581) und REMBERTUS DODONAEUS (1608). DODONAEUS bemerkt nur, daß man ihr infolge ihres der Gartenkresse ähnlichen Geschmackes ähnliche Wirkungen zuschreibe. Dagegen weiß HOTTUYN (1780) zu berichten, daß die Kapuzinerkresse in ihrer peruanischen Heimat als ausgezeichnetes Wundheilmittel gebraucht wird. Ihr Gebrauch - insbesondere der Blüten - gegen Cystitis ist zwar in der Literatur nicht zu belegen, aber doch auch heute noch in Deutschland nachweisbar.

Methodisches

1. Testung gasförmiger Hemmstoffe aus höheren Pflanzen

Unsere Arbeiten über bakterienhemmende Wirkstoffe aus höheren Pflanzen wurden mit Hilfe des Diffusionstestes durchgeführt. Gelegentlich der Untersuchungen der Ranunculaceen, insbesondere von Clematis vitalba, beobachteten wir (WINTER und WILLEKE 1951 c) Hemmungshöfe von 50 - 60 mm gegenüber den drei Testorganismen. Dieser Wirkungsbereich konnte schwerlich durch Diffusion des aktiven Prinzips durch den Agar entstehen. Auch bei Verwendung noch größerer Petrischalen für die Teste, reichten die Hemmungshöfe stets bis zum Rande der Schalen, sofern nur die Menge der Testsubstanz hinreichend groß gehalten wurde. Wir vermuteten daher eine Abgabe gasförmiger Stoffe aus der Testsubstanz, die sich infolge thermischer Konvektionen rasch im ganzen Schalenluftraum verbreiten. So mußte eine gleichmäßige Wirkung auf die radialen Impfstriche bis zum Rande gewährleistet sein.

Wir schalteten daher zwischen Testsubstanz und Nährboden jeden unmittelbaren Kontakt aus. Die abgewogene Menge des Blattbreies wurde in einer Petrischalenhälfte gleichmäßig und in sehr dünner Schicht ausgestrichen, damit die Verdampfung rasch und möglichst vollständig erfolgen konnte. Auf diese Schale wurde eine gleich große, mit 10 cm^3 Peptonagar beschickte und im Strich mit den Testmikroben beimpfte Schalenhälfte so aufgelegt, daß die geschliffenen Ränder gegeneinander stießen. Die Nahtlinie beider Schalenhälften wurde durch einen 3 - 4 cm breiten Gummiring abgedichtet. Die Größe des Innenraumes betrug dann ca. 220 cm^3. Später wurden auch Schalen (Normalform von Schott und Gen.) verwendet, deren Innenraum nur ein Volumen von ca. 150 cm^3 hatte. In Vergleich gesetzte Werte beziehen sich jedoch stets auf gleiche Schalengrößen.

Die Methode ist außerordentlich empfindlich. Die Minderung eines hochaktiven Blattbreies - der bei 0,05 g in 220 cm^3 nach 18 Stunden noch eine völlige Hemmung von B.subtilis und Staph.aureus auslöste - von 0,05 auf 0,02 g brachte einen Umschlag zu fast normalem Wachstum der beiden Bakterienarten - bei völliger Übereinstimmung der Ergebnisse in Parallelversuchen. Der Test ist also, wenn man die Übergänge zwischen völliger Bakteriostase und normalem Wachstum berücksichtigt, hinreichend genau, um bei sehr aktiven Pflanzen noch eine Veränderung der Blattbreimenge um ca. 0,01 g nachzuweisen. Hier aber wurde das restlose Ausbringen und gleichmäßige Ausstreichen so geringer Mengen zur entscheidenden Fehlerquelle, da insbesondere durch eine mehr oder minder große verdampfende Oberfläche die Versuchsdurchführung beeinträchtigt werden konnte.

Bei Tropaeolum maius und Lepidium sativum konnte überdies der Verschluß mit Gummistreifen u.U. die Uniformität der Parallelversuche etwas stören. Insbesondere zeigten große Parallelreihen von Gasversuchen mit "Tesastreifen" - und Gummibandverschluß, daß Gummiverschluß die Wirksamkeit der Hemmstoffe bei beiden Pflanzen ein wenig, aber eindeutig herabsetzt. Wir verglichen daher die Wirkung von 0,3 g Tropaeolum-Blattbrei bei dem üblichen Gummiverschluß der Schalenränder, bei Abdichtung mit Tesastreifen und bei Tesaverschluß mit Einlage von ein oder schließlich drei je 10 cm^2 großen Stücken der zum Verschluß verwendeten Gummistreifen (vgl. Tab. 1 und Abb. 1). Die hemmende Wirkung bei Gummiverschluß war hier kaum geringer als mit Tesaverschluß. Wurde aber in die Schalen mit Tesaabdichtung ein Gummistück eingelegt, so zeigte sich schon nach 18 Stunden eine allerdings noch geringe Abnahme der antibiotischen Wirkung gegen Esch.coli und Staph.aureus. Erhöhten wir die Gummimenge auf das Dreifache, dann war schon nach 18 Stunden gegenüber Esch.coli und Staph.aureus kaum noch eine Wirksamkeit festzustellen.

Der vulkanisierte Gummi "inaktiviert" also die flüchtigen Wirkstoffe aus Tropaeolum maius. Ob es sich hier nun um eine wirkliche Inaktivierung durch Veränderung des Wirkstoffmoleküls oder aber um ein Herausziehen der Wirkstoffe aus dem Test durch Absorption (isotherme Destillation) handelt, bleibt offen. Diese Frage scheint uns nur im Zusammenhang mit Untersuchungen über die chemische Natur dieser Hemmstoffe interessant. In der Praxis der Teste muß nur berücksichtigt werden, daß die Schalen möglichst dicht mit den Schliffrändern aufeinandergepreßt sind, und so der Kontakt der Hemmstoffe mit dem Gummi auf ein Mindestmaß beschränkt bleibt.

Die Gummiabdichtung wirkte in gleichsinniger Weise auf den Wirkstoff aus Lepidium sativum (Tab. 2).

Trotz dieser geringen Beeinflussung der Resultate gaben wir aus Gründen der Arbeitsersparnis dem Gummiverschluß den Vorzug. Wichtig erscheint uns aber der Hinweis auf die Existenz solcher Fehlerquellen.

Die zur Testung benutzten Stämme wurden 24 Stunden in Bouillon bei $36°$ C bebrütet. Für einen Querstrich über die Agarplatte (vgl. die Abbildungen) wurde jeweils 1 Öse mit 2 mm lichtem Durchmesser gebraucht.

Die Auswertung der Teste erfolgte in der Regel nach 18, 24 und 48 Stunden. Dieses Verfahren bewährte sich, da häufig Unterschiede in der Entwicklung, die nach 18 Stunden nicht zu erkennen waren, nach längerer Testdauer deutlich hervortraten.

Für die Teste wurde - abgesehen von den in der Tabelle 6 zusammengestellten Untersuchungen über pathogene Keime, für die z.T. Blutagarplatten verwendet wurden - stets Fleischpeptonagar gebraucht (0,3 % Fleischextrakt, 0,5 % Pepton Witte, 2 % Agar, pH auf 7,4 korrigiert).

2. Testung gasförmiger Hemmstoffe im Urin

Besonderer Erwähnung und Erörterung bedarf der Nachweis gasförmiger Antibiotika im Urin nach Aufnahme von Pflanzen mit flüchtigen Hemmstoffen per os.

Um die Identität der aufgenommenen Hemmstoffe mit den evtl. im Urin vorhandenen antibiotischen Wirkstoffen nachzuweisen, war es zweckmäßig, die Teste so anzulegen, daß nur gasförmige Antibiotika erfaßt wurden. War außer der Flüchtigkeit das Wirkungsspektrum gegen nur drei Bakterienstämme unverändert, dann war die Identität der aufgenommenen und ausgeschiedenen Substanz hinreichend gesichert.

Es wurden aber in unseren Selbstversuchen mit antibiotisch wirksamen Pflanzen zumeist nur wenige Gramm Pflanzensubstanz verzehrt (z.T. nur 0,7 g auf ca. 60 kg Gewicht der Versuchsperson). Es mußte daher, selbst wenn das Antibiotikum rasch und restlos aufgenommen und wieder in den Harn ausgeschieden wurde, mit sehr geringen Konzentrationen gerechnet werden. Um die weitere Konzentrationsverminderung beim Verdampfen des

Antibiotikums in den Luftraum und Wiederauflösung im Peptonagar möglichst herabzusetzen, füllten wir 30 cm^3 Urin in die untere Schale.

So blieb immer noch ein Gasraum von ca. 180 cm^3, der u.U. zu einer erheblichen Verdünnung des aus dem Urin verdampfenden Antibiotikums führen mußte. Die Höhe der Konzentrationsverluste hängt vor allem von dem Verhältnis c/p, d.h. dem Verhältnis der Konzentration des Hemmstoffes in der Flüssigkeit (Agar bzw. Urin) zu dem Partialdruck im Gasraum im Gleichgewichtszustand ab. Das HENRY-DALTONsche Gesetz besagt, daß das Verhältnis c/p einen für den betreffenden Stoff und das Lösungsmittel konstanten Wert besitzt.

Nach unseren Versuchen verhielt sich der Hemmstoff aus Tropaeolum maius und daher wohl auch das chemisch nah verwandte Antibiotikum aus Lepidium sativum nun bezüglich der Verteilung zwischen gasförmiger und flüssiger Phase ganz anders als die flüchtigen Hemmstoffe aus Clematis vitalba (WINTER und WILLEKE 1951). Hier war das Konzentrationsgleichgewicht bei einer etwa 20 mal höheren Konzentration des Wirkstoffes im Agar als in der Luft erreicht, d.h. in einem Raum mit einem Teil Agar und 20 Raumteilen Luft ist im Gleichgewichtszustand die Hälfte des Hemmstoffes im Agar und die andere Hälfte im Luftraum vorhanden. Verhielte sich der Hemmstoff aus Tropaeolum maius oder Lepidium sativum wie das Anemonin oder Protanemonin, so wäre die Größe des Gasraumes von 180 cm^3 bei Gegenwart von 30 cm^3 Urin in der unteren und 10 cm^3 Agar in der oberen Schale ohne allzu großen Einfluß auf die Ergebnisse gewesen.

Der Hemmstoff aus Tropaeolum maius verhält sich jedoch anders: Wir liessen unbeimpfte Agarplatten von einer bestimmten Menge Tropaeolum-Blattbrei im geschlossenen Raum (wie im Gastest) mehrere Stunden bedampfen. Dann wurde die untere, mit der Testsubstanz gefüllte Schalenhälfte gegen einen leeren Deckel ausgetauscht und die obere agarhaltige Schalenhälfte beimpft. Bei dieser Prozedur, die wenige Minuten dauerte, erfolgte ein völliger Austausch der Luft im Innenraum, ohne daß der Agar den gelösten Hemmstoff in merklichen Mengen abgeben konnte, bevor der Innenraum wieder abgedichtet war. Es mußte aber in den folgenden Stunden der Agar, der während der Bedampfung das Antibiotikum entsprechend dem HENRY-DALTONschen Gesetz aufgenommen hatte, in den nunmehr hemmstofffreien Raum so lange den Wirkstoff abgeben, bis diesem Gesetz wiederum Genüge getan war, also c/p wieder einen konstanten Wert erreicht hatte. Man konnte dann an der Entwicklungshemmung der bei der Belüftung und dem Schalenwechsel auf den bedampften Agar geimpften Testmikroben beurteilen, welcher - bei Durchführung eines normalen Gastestes gegenwärtigen - Blattbreimenge in g die bakteriostatische Wirkung entsprach. Aus der zur Begasung tatsächlich verwandten Blattbreimenge in g und dem nach Luftaustausch ausgetesteten "Blattbreiwert" in g konnte weiter die im Luftraum vorhandene und die im Agar gelöste Menge des Hemmstoffes errechnet werden.

Bei solchen Versuchen war zwar trotz des Luftaustausches auf den begasten Platten immer noch eine bakteriostatische Wirkung nachweisbar, sie war aber im Vergleich zu der bei Gegenwart der zur Begasung benutzten Blattbreimenge beobachteten Wirkung 10 - 15 mal geringer. Stabilität des Antibiotikums während der Versuchsdauer vorausgesetzt (vgl. S. 52/53) befanden sich nach diesen Befunden 10 - 15 Teile des Antibiotikums im Gasraum und nur etwa 1 Teil im Agar gelöst. Da bei 210 cm^3 Gasraum nur 10 cm^3 Agar vorhanden waren, war also in 210 cm^3 Luft die 10 - 15 fache Menge Antibiotikum vorhanden wie in 10 cm^3 Agar. Im Gegensatz zum Wirkstoff der Ranunculaceen ist hier also c/p annähernd gleich 1, die Konzentration bzw. der Partialdruck in der flüssigen und der gasförmigen Phase also etwa gleich*. Wir müssen daher bei Einbringen von 30 cm^3 Urin in ein geschlossenes Gefäß mit 180 cm^3 Luftraum zwischen Urin und Agarschicht mit einer recht erheblichen Konzentrationsverminderung gegenüber dem ursprünglichen Zustand des Urins rechnen. Gleiche Löslichkeit im Agar und Urin vorausgesetzt werden wir in der Agarschicht nur mit ca. 1/5 der wirklichen Konzentration im Urin rechnen dürfen. Dabei muß in Rechnung gestellt werden, daß der Übergang der Hemmstoffe vom Urin in den Agar bis zur Einstellung des Gleichgewichtes u.U. erhebliche Zeit in Anspruch nehmen wird, das Bakterienwachstum aber nach ca. 12 Stunden schon zu einer maximalen Keimzahl geführt hat. Die maximale Hemmung nach Einstellung des Konzentrationsgleichgewichtes zwischen Urin, Luftraum und Agar wird also wahrscheinlich erst erreicht, wenn die Bakterien schon - bei schwacher Hemmung - eine erhebliche Vermehrung hinter sich haben.

---

* Die geringe Konzentration in der wäßrigen Lösung ist angesichts der "Inaktivierung" des Hemmstoffes durch Gummi, die auf lipophile Gruppen hindeutet, nicht erstaunlich.

Wenn also bei solchen Tests evtl. nur schwache Hemmungen gefunden werden, dann werden die bakteriostatischen Effekte im Urin selbst wahrscheinlich noch wesentlich stärker sein. Auch bei Beobachtung starker Hemmungseffekte in solchen Urintesten für flüchtige Antibiotika darf also eine noch kräftigere Wirkung im Urin selbst erwartet werden.

Experimenteller Teil

Der Übersichtlichkeit halber haben wir die Besprechung der experimentellen Untersuchungen in eine Reihe von Abschnitten aufgeteilt, in denen Wirkung und Wirkungsspektrum, Stabilität in vitro, Körperpassage bei Aufnahme per os, Stabilität in vivo und unterschiedliche Wirksamkeit verschiedener Pflanzenteile von Lepidium sativum und Tropaeolum maius bzw. die Wirkung der Präparate Trop. 53, Wiwi 192 und Lep. 53 im Körper abgehandelt werden.

1. Wirkung bzw. Wirkungsspektrum der flüchtigen Antibiotika aus Tropaeolum maius bzw. Lepidium sativum

Die antibiotische Wirksamkeit der Gartenkresse hängt, wie wir weiter unten sehen werden, stark von den Umweltbedingungen ab. Wir führen jedoch hier zum Vergleich der beiden Pflanzen zunächst nur zwei Testreihen an (Tab. 3 und 4), die von den Dutzenden Reihentesten beider Pflanzen in etwa ein charakteristisches durchschnittliches Mittel geben (vgl. Abb. 2).

Offensichtlich war die bakteriostatische Wirkung von 0,1 g Blattbrei der Gartenkresse gegenüber Bacillus subtilis und Staph.aureus stärker als die der gleichen Menge Tropaeolum-Blattbrei. Während bei Lepidium sativum die völlige Hemmung von Bac.subt. schon bei 0,2 g einsetzte (Tab. 4), wurde sie bei Tropaeolum maius erst bei 0,4 g beobachtet (Tab. 3). Bei Identität beider Substanzen wäre vor allem zu erwarten, daß sich Esch.coli bei 0,1 g Lepidium-Blattbrei (Tab. 4) nicht mehr so gut entwickeln würde, da sie doch bei Einwirkung von 0,4 g Tropaeolum-Blattbrei völlige Bakteriostase zeigte. 0,1 g Lepidium-Blattbrei wirkten aber kaum (Tab. 4) auf Esch.coli, eine etwas stärkere Hemmung trat erst ab 0,6 g ein. Eine Dosis von 0,4 g Tropaeolumbrei, die in der Wirkung auf B.subt. 0,2 g Lepidiumbrei entsprach, lag also in dem Effekt auf Esch.coli höher als 0,6 g Lepidium. Der flüchtige Hemmstoff aus Lepidium sativum wirkt also gegenüber Esch.coli weitaus schwächer als es bei der Identität der Antibiotika aus beiden Pflanzen zu erwarten wäre. Die beiden Substanzen sind danach kaum identisch, wenn auch das gesamte Bild der Wirkung nur auf geringe Unterschiede in der Konstitution hindeutet.

Dieser geringe Effekt von Lepidium-Blattbrei gegenüber Esch.coli trat in zahlreichen Versuchsreihen durch alle Abstufungen der Blattbreimengen hindurch auf. Umgekehrt zeigte bei Berücksichtigung aller uns vorliegenden Versuchsreihen B.subt. die größte und Staph.aureus die geringste Widerstandsfähigkeit gegenüber den Hemmstoffen aus Tropaeolum maius.

Diesen Unterschied zwischen den Wirkungsspektren der beiden Pflanzen beobachteten wir nicht immer. Unter Bedingungen, die wir leider vorläufig noch nicht präzisieren können, trat diese geringe Wirksamkeit gegen Esch. coli zurück. So war die Wirkung von Gartenkresse, die im Februar - und nicht wie oben im Dezember - unter auch sonst etwas abweichenden Bedingungen aufgezogen wurde, stark verändert (Gartenkresse der Tab. 4 auf feuchter Pappe am Laborfenster, Tab. 5 auf feuchter Pappe im Kalthaus aufgezogen).

Hier (Tabelle 5) ist also die Wirkung der Gartenkresse gegen Esch.coli nicht schwächer als gegenüber St.aureus und Bac.subtilis. Die sowohl in der Tabelle 4 wie in der Tabelle 5 sehr einheitlichen Ergebnisse schliessen dabei zufällige Abweichungen aus. Es handelt sich vielmehr um signifikante Unterschiede in der Wirkungsweise, die umweltbedingt sein müssen. In weiteren Versuchen, die im November 1952 liefen, sprach Esch.coli wiederum bei einer Testreihe mit 0,1; 0,2; 0,3; 0,5; 0,7; 0,9 g Blattbrei gleich gut an wie B.subt. und Staph.aureus.

Die Wirkung der Kapuzinerkresse ist dagegen in allen Testen qualitativ so gut wie völlig unverändert. Dieser Unterschied zwischen der Garten- und Kapuzinerkresse wird, wie wir noch weiter unten sehen werden, dadurch unterstrichen, daß der Gehalt der Gartenkresse an Hemmstoffen extremen Schwankungen unterliegen kann (vgl. S. 64/65), während auch die quantitativen Veränderungen im Gehalt an flüchtigen Antibiotika bei der Kapuzinerkresse gering sind.

Vom medizinischen Standpunkt aus war die Wirkung der Hemmstoffe insbesondere gegen gramnegative Esch.coli interessant. Es erschien daher mit

Rücksicht auf medizinische Fragen und zwecks Vergleichs beider Hemmstoffe gegen ein breites Spektrum von Bakterienarten und -stämmen lohnend, eine möglichst große Anzahl von pathogenen Bakterien durchzutesten (Tab. 6).

Die Teste wurden zumeist auf Blutagar durchgeführt, ohne daß Inaktivierungseffekte auftraten. Die Hämolyse war nicht selten noch stärker herabgesetzt als das Bakterienwachstum.

Es sprachen auf die Hemmstoffe aus Tropaeolum maius gut an: Staphylokokken, Streptokokken, Diphtherie (gravis und mitis), E-Ruhr, Schmitz-Ruhr, Typhus, Pneumokokken, Listeria, Pasteurella, (vgl. Abb. 3 und 4). Als empfindlich erwiesen sich auch zwei Paratyphus-B-Stämme, während ein dritter (Bo) gar nicht ansprach. Etwas unterschiedlich reagierten ebenso die Coli-Stämme. Während sich drei Stämme (Nr. 1, Nr. 3, Nr. 14) als sehr wenig resistent erwiesen, reagierte Stamm Nr. 2 kaum und Nr. 4, Nr. 5 und Nr. 6 gar nicht. Allerdings wurden die letzten drei Stämme nur mit 0,3 g Blattbrei begast, so daß die fehlende Reaktion auch auf der zu geringen Dosis beruhen könnte. Doch bestanden, wie der Vergleich der Stämme Nr. 1, Nr. 2 und Nr. 3 sowie Nr. 14 zeigte, zweifelsohne starke Resistenzunterschiede. Solches stammtypisches Verhalten wurde auch bei Proteus vulgaris beobachtet. Stamm Nr. 2 sprach in Wachstum und Schwarmbildung stärker an als Stamm Nr. 1, obwohl bei Nr. 2 die Dosierung nur 0,3 g gegen 0,5 g bei Nr. 1 betrug. Resistenzunterschiede zeigten sich ebenso bei Streptococcus faecalis, während bei B.pyocyaneum infolge der unterschiedlichen Dosierung keine klare Entscheidung möglich war.

Die zwecks Differenzierung beider Hemmstoffe allerdings in viel geringerem Umfang getesteten Wirkungsspektren von Lepidium sativum zeigten in großen Zügen Übereinstimmung bezüglich der ansprechbaren Testorganismen: Gegen Proteus vulgaris, Proteus mirabilis Nr. 2, Streptococcus pyogenes Nr. 3, Streptococcus faecalis Nr. 1, Esch.coli Nr. 4, Nr. 5, Nr. 6 und B.pyocyaneum Nr. 2, Nr. 3 und Nr. 4 wiesen beide die gleiche bakteriostatische Wirkung bzw. Wirkungslosigkeit auf. Sonst aber war Tropaeolum maius stets stärker bakteriostatisch wirksam als Lepidium sativum, so bei Staph.aureus Nr. 4, Nr. 5, Nr. 6, Streptoc. pyogenes Nr. 4, Nr. 5, Streptoc.faecalis Nr. 2, Nr. 3. Niemals war dagegen die Gartenkresse wirksamer als die Kapuzinerkresse. Man wird daher nur zu leicht geneigt sein, beide Substanzen auf Grund solcher Ergebnisse als identisch anzusehen und Unterschiede im Wirkungsspektrum quantitativen Differenzen zuzuordnen, und zwar derart, daß Tropaeolum maius mehr aktive Substanz enthält. Das würde zur Erklärung der häufig stärkeren Aktivität der Kapuzinerkresse ausreichen, bzw. auch verständlich machen, daß Tropaeolum maius hemmt, wenn bei Lep.sativum jede bakteriostatische Wirkung fehlt (Streptoc.pyogenes Nr. 5). Unverständlich bliebe dann aber die gleiche Wirkung gegen Proteus vulgaris Nr. 2 bzw. Streptoc.faecalis Nr. 1. Hier müßte bei qualitativer Übereinstimmung aber quantitativen Differenzen im Hemmstoffgehalt beider Pflanzen gleichfalls eine stärkere Herabsetzung der Entwicklung bei Einwirkung von Tropaeolum maius zu erwarten sein.

Diese vergleichenden Untersuchungen bestätigen daher die bereits oben experimentell unterbaute Ansicht, daß die flüchtigen Hemmstoffe aus beiden Pflanzen zwar sehr ähnlicher, in Einzelheiten aber doch differierender Struktur sind. Allerdings dürfen wir nicht den Hinweis unterlassen, daß diese unterschiedliche Wirkung auch darauf beruhen könnte, daß eine zweite flüchtige Substanz aus einer oder beiden Pflanzen die Bakterien so beeinflußt, daß abweichende Reaktionen auf den identischen eigentlichen Wirkstoff entstehen.

Wesentlich erscheint uns in diesem Zusammenhang allerdings, daß die Kapuzinerkresse nach WEHMER (1931) im Kraut 0,03 und die Gartenkresse 0,115 % ätherisches Öl enthalten. Beide Öle sollen nach WEHMER (S. 592) "identisch" und durch einen vorherrschenden Anteil an Benzylsenföl charakterisiert sein. Angesichts der geringeren Wirksamkeit der Gartenkresse gegen Esch.coli bei wesentlich höherem Ölgehalt kann daher schwerlich Benzylsenföl der wirksame Bestandteil sein.

Zu prüfen blieb, wie weit die Wirkung der Hemmstoffe bakteriostatischen und wie weit sie bakteriziden Charakter hatte. Wir untersuchten durch Abimpfung von den mit verschiedenen Mengen Tropaeolum-Blattbrei begasten Impfstrichen, welche der nicht gewachsenen Kulturen nur gehemmt, und welche abgetötet waren. Danach wurde Esch.coli im Gastest nicht durch Begasung mit 1 g, aber mit 2 g, Staph.aureus nicht durch 2 und 5 g, wohl aber durch 10 g und Bac.subtilis (Sporen!) auch noch nicht durch 10 g Blattbrei abgetötet. Charakteristisch für den Hemmstoff aus Tropaeolum maius ist also die außerordentlich weite Spanne der Konzentrationen, in deren Bereich nur Bakteriostase auftritt. Die Mindestmenge, die bei Esch. coli und Staph.aureus zu völliger Bakteriostase ausreicht, muß um das 20- bzw. 100fache erhöht werden, um in den Bereich bakterizider Effekte zu kommen. Solche Antibiotika mit vorwiegend bakteriostatischer Wirkung werden von ABRAHAM (1949) als "Bakteriostatika" bezeichnet. Bekannte Beispiele, die dem Wirkstoff aus Tropaeolum maius an die Seite zu setzen wären, sind die Mycophenolsäure (ABRAHAM 1945), die Helvolsäure (ABRAHAM, CALLOW und GILLIVER 1946) und Gramicidin (ROBINSON und GRESSLE 1942), während Protactinomycin und insbesondere Tyrocidin ausgesprochen bakterizide Antibiotika sind, bei denen eine geringe Überhöhung der bakteriostatisch wirksamen Minimaldosis zur Abtötung der Bakterien führt.

Bevor nun Verbleib und Bedeutung dieser Wirkstoffe aus beiden Pflanzen im menschlichen Körper nach Aufnahme per os untersucht wurden, erschien es zweckmäßig, die Stabilität der Wirkstoffe im Blattbrei zu untersuchen.

2. Die Stabilität der Wirkstoffe aus Tropaeolum maius und Lepidium sativum in vitro

Wie alle vorhergehenden Versuche erkennen lassen, nimmt die Wirksamkeit der Hemmstoffe aus Tropaeolum maius bzw. Lepidium sativum sehr rasch ab. Nach 72 Stunden zeigten Bac.subt. und Staph.aureus selbst bei einer Dosis von 1 g fast wieder normales Wachstum. Insbesondere von medizinischen Gesichtspunkten aus interessierte, wie weit dieser Effekt auf einer Inaktivierung des Antibiotikums beruhte. Voraussetzung seiner Verwendung in der Medizin ist ja zunächst eine ausreichende Stabilität in vitro und dann - diese Frage wird im nächsten Abschnitt behandelt - eine ausreichende Stabilität in vivo.

Es scheint uns hier der Platz, einige Hinweise über die chemischen Eigenschaften des wirksamen Prinzips aus Tropaeolum maius und evtl. auch Lepidium sativum einzuschalten. Bei Wasserdampfdestillation von 280 g Blattpreßbrei wurde ein ölhaltiges Destillat erhalten. Nach Ausschüttelung mit Äther und Abblasen des Äthers blieben einige Tröpfchen Öl, die mit ca. 0,3 cm^3 Alkohol aufgenommen wurden. Es wurden dann im Gastest dieses Alkohol-Öl-Gemisch, die Destillationsrückstände (0,3 g Preßrückstand) und das wäßrige, mit Äther extrahierte Destillat auf antibiotische Wirksamkeit geprüft (Tab. 7). Offensichtlich war in dem mit Alkohol aufgenommenen öligen Rückstand ein hochwirksames antibiotisches Prinzip vorhanden, das gegen alle drei Testorganismen wirkte. Dagegen erwies sich das ausgeätherte Destillat als inaktiv, es war also das flüchtige Antibiotikum restlos in den Äther übergegangen. Ebenso zeigte der Preßrückstand (im Preßrückstand erfolgt an sich - s.Tab.25 - eine Konzentration der Aktivität) nur noch schwache Wirksamkeit. Unter der Einwirkung des öligen Rückstandes war selbst nach 74stündiger Testdauer keine Bakterienentwicklung zu erkennen. Abimpfungen zeigten, daß das Öl auf Escherichia coli und Staph.aureus bakterizid wirkt. Als diese Abimpfung 11 Tage nach Testbeginn erfolgte, wurde eine frische, mit Agar beschickte und beimpfte Petrischalenhälfte luftdicht - wie im Gastest üblich - auf die ölhaltige Schale gebracht. Auch nunmehr entwickelte sich keiner der drei Testorganismen. Nach weiteren 6 Tagen wurde diese Schale wieder gegen eine frisch beimpfte ausgetauscht, die wiederum 13 Tage lang kein Bakterienwachstum zeigte. Erst in der 4. Schale wurde nur noch eine geringe Hemmung von Staph.aureus beobachtet, während Esch.coli und Bac.subtilis sich normal entwickelten. Somit blieb also die außerordentlich starke Aktivität des Wirkstoffes im öligen Extrakt des Wasserdampfdestillates über 17 Tage hinaus erhalten und erschöpfte sich wahrscheinlich nur infolge der bei Schalenwechsel neu einsetzenden Verdampfung bzw. Substanzverluste durch den Luft- und Agarwechsel. Das wirksame Prinzip der Kapuzinerkresse ist also allem Anschein nach durch Wasserdampfdestillation und nachfolgende Ätherextraktion anzureichern und scheint eine erhebliche Stabilität zu besitzen.

Das flüchtige Antibiotikum von Tropaeolum maius und ebenso von Lepidium sativum ist in der lebenden Zelle, also im intakten Blatt nicht nachweisbar. Die Hemmstoffe sind nach unseren Untersuchungen vielmehr in einer inaktiven Vorstufe in der lebenden Zelle vorhanden und werden erst beim Verreiben der Blätter durch fermentative Wirkungen in die aktive Form überführt. Wahrscheinlich handelt es sich bei der Vorstufe um Senfölglykoside. Doch zeigt schon der Unterschied in der Wirksamkeit der Kapuziner- und der Gartenkresse, mehr aber noch die Inaktivität frischer, aber erfrorener Blätter der Kapuzinerkresse, ja sogar lebender Pflanzenteile, von denen ein beträchtlicher Teil frostgeschädigt war, daß es sich hier wahrscheinlich um etwas kompliziertere Vorgänge als die Aufspaltung von Glykosiden unter Freisetzung von Benzylsenföl handelt (vgl. SCHULZ und GMELIN 1952). Eine eingehende chemische Untersuchung kam schon aus diesen Gründen, dann aber vor allem mit Rücksicht auf unsere rein biologische Zielsetzung nicht in Frage. Uns interessierte lediglich der Nachweis der Existenz solcher Antibiotika in höheren Pflanzen und die Klarstellung ihres Verhaltens und ihrer biologischen Bedeutung im menschlichen Körper. Die Aufklärung der chemischen Struktur wurde aus diesem Grunde zunächst zurückgestellt.

Von unserer Perspektive aus, die ja von dem Phänomen der antibiotischen Aktivität einer "Gemüsepflanze" ausging, interessierte aber besonders die Frage, unter welchen Bedingungen die flüchtigen Hemmstoffe im Blattbrei konserviert werden können. Erinnert sei daran, daß z.B. die unreifen Früchte der Kapuzinerkresse, in Essig konserviert, in der Küche eine erhebliche Rolle spielen.

Wir bewahrten zunächst Blattbrei von Tropaeolum maius im Kühlraum bei $3°$ C in gasdicht verschlossenen Flaschen auf und testeten (Tab. 8) zu Versuchsbeginn und nach 21, 71, 144 und 216 Stunden auf flüchtige Hemmstoffe. Nach 21 Stunden wirkten 0,75 g Blattbrei bereits schwächer als 0,3 g frische Blätter. Diese Unterschiede traten bei längerer Testdauer besonders deutlich hervor. So war nach 16- bzw. 19stündiger Testdauer der Unterschied in der Aktivität von frischem und konserviertem Blattbrei geringer als nach 43- bzw. 40stündiger Begasung. Nach weiteren 50, also insgesamt 71 Stunden war nur noch eine mäßige Bakteriostase bei Bac.subt. und Staph.aureus erkennbar. 6 Tage, also 144 Stunden alter Blattbrei hemmte Bac.subt. und Staph.aureus nur noch andeutungsweise und nach 9 Tagen, 216 Stunden, war die Inaktivierung beendet.

Dagegen gelang es in einer parallel laufenden Versuchsreihe (Tab. 8), die Aktivität des Blattbreies durch 25 % Alkohol zu stabilisieren. Nach 9tägiger Aufbewahrung im Kühlraum war die Aktivität gegenüber der Charge mit 21stündiger Aufbewahrung unverändert. Allerdings könnte der Alkoholzusatz infolge der Flüchtigkeit des Alkohols einen zusätzlichen Hemmungseffekt auslösen. Die Verdampfung von 0,25 cm^3 Alkohol im Gastest (vgl. Tab. 8) ließ zwar antibiotische Effekte, insbesondere gegenüber Bac.subtilis und Staph.aureus erkennen, sie sind jedoch zu gering, um die völlige Hemmung in allen Tests mit 0,75 g Blattbrei, der mit 0,25 cm^3 Alkohol versetzt wurde, zu erklären. Doch mußte man in Erwägung ziehen, daß die hemmenden

Effekte der beiden "flüchtigen Hemmstoffe" sich evtl. nicht nur summieren, sondern durch Veränderung der gesamten Reaktionslage des Organismus potenzieren. Wir versetzten daher von den gröberen Teilen durch Zentrifugieren getrennten und daher wenig aktiven (vgl. Tab. 25) Preßsaft von Tropaeolum maius mit 20 bzw. 30 % Alkohol und verglichen die Wirksamkeit dieser Mischung (jeweils 1 cm^3) mit der Aktivität der beiden Anteile an jedem Mischungsverhältnis. Ganz offensichtlich (Tab. 9) summierte sich nicht nur die hemmende Wirkung beider Substanzen, sondern es entstanden, insbesondere gegen Esch.coli, sehr deutliche Effekte durch Kombination der beiden "Wirkstoffe", die jeder für sich in entsprechenden Mengen wirkungslos waren bzw. unterschwellige Reaktionen auslösten. Trotzdem dürfen wir schließen, daß die Stabilisierung durch Zugabe von 25 % Alkohol nicht durch diesen antibiotischen oder die Hemmungswirkung des Alkohols steigernden Einfluß des Alkohols vorgetäuscht wird.

Die Aktivität des Blattbreies kann also mit 25 % Alkohol stabilisiert werden, eine nicht uninteressante Tatsache, da es andererseits möglich ist, die Wirkstoffe durch Perkolation mit Alkohol aus den Blättern zu extrahieren. Doch zeigten sich, wie wir weiter unten sehen werden, Schwierigkeiten bei der klinischen Verwendung solcher mit Alkohol stabilisierter Präparate bzw. Alkoholextrakte.

Die Verminderung der Blattbreiaktivität ist wahrscheinlich auf enzymatische Prozesse zurückzuführen, sei es, daß diese durch Fermente der Pflanze selbst oder mikrobieller Herkunft ausgelöst werden. Daher versuchten wir eine Konservierung der Aktivität durch Beeinflussung solcher Fermentationen zu erreichen. Ansäuern des Preßbreies schien uns insbesondere eine Chance zu bieten, fermentative Umsetzungen oder die Mikrobenentwicklung zu beeinflussen bzw. zu sistieren. Wir brachten daher je 40 g Blattbrei von Tropaeolum maius durch Hinzufügen wechselnder Mengen Milchsäure auf die folgenden p_H-Werte: 2,3; 2,5; 3,2; 3,5; 3,7; 3,8; 4,1 und 4,2. Die Chargen wurden unter gasdichtem Verschluß bei Zimmertemperatur aufbewahrt. Nach 12, 40 und 74 Tagen wurde von jedem Ansatz eine solche Menge der Milchsäure-Blattbrei-Mischung entnommen, daß je Test 0,3 g reiner Tropaeolumblattbrei zur Untersuchung kam (vgl. Tab. 10). Nach 12 Tagen war die Aktivität aller Chargen gegenüber der Wirkung von 0,3 g des Blattbreies, der zum Versuch benutzt und bei Versuchsansatz getestet wurde, unverändert. Nach 74 Tagen war die Charge mit p_H 4,2 inaktiv geworden.

Alle anderen Chargen hatten schon nach 40 Tagen etwas, mehr aber noch nach 74 Tagen an Aktivität verloren. (Die Ergebnisse der Teste nach 40tägiger Aufbewahrung sind nicht in der Tab. 10 aufgeführt). Diese Einbuße an antibiotischer Wirksamkeit zeigt keine Abhängigkeit vom p_H-Wert.

Diese und eine Reihe anderer Konservierungsversuche mit Zitronensäure, Essigsäure, benzoesaurem Natrium, Nipagin, Nipasol usw. überblickend, können wir feststellen: Die antibiotische Aktivität von Tropaeolumblattbrei verschwindet, sowie Gärung oder Verpilzung einsetzt. Die obere p_H-Grenze für eine Konservierung der aktiven Substanzen liegt bei p_H 4,0, wobei allerdings die Ansäuerung auch auf sehr niedrige p_H-Werte einen zwar sehr langsamen Aktivitätsschwund nicht verhindern kann. p_H 4,2 läßt unter Umständen die Aktivität über 40 Tage fast unbeeinträchtigt. Schon ein p_H von 4,9 verlängert die Aktivitätsdauer auf über 6 Tage, wie ergänzende Versuche zeigten.

3. Verhalten der Hemmstoffe aus Tropaeolum maius und Lepidium sativum nach Aufnahme per os

Alle diese Versuche beweisen jedoch nur die Aktivität bzw. bedingte Stabilität der flüchtigen Hemmstoffe aus Tropaeolum maius und Lepidium sativum in vitro. Die Antibiotikaforschung weiß davon zu berichten, wie viele in vitro wirksame Substanzen in vivo aus diesem oder jenem Grunde versagten (Inaktivierung, Unverträglichkeit usw.).

Nun sind aber bei der Garten- und Kapuzinerkresse die Voraussetzungen für eine Überprüfung der Antibiotika in vivo ganz besonders günstig. Beide Pflanzen werden als Salat gegessen, sie sind also völlig unschädlich. Wir waren daher in der in mancher Beziehung einmaligen und sehr glücklichen Lage, das Verhalten der Antibiotika im Körper sofort in Selbstversuchen studieren zu können. Dadurch sind zunächst von vornherein alle jene Schwierigkeiten ausgeschlossen, die normalerweise bei der Übertragung der im Tierversuch erhaltenen Resultate auf die Humanmedizin entstehen können. Man erhielt vor allem auch ein klares Urteil über die Verträglichkeit.

Wir führten daher mit den beiden Pflanzen ausschließlich Selbstversuche durch, und zwar ca. 50 - 60 an insgesamt 17 Personen.

Forschungsberichte des Wirtschafts- und Verkehrsministeriums Nordrhein-Westfalen

Nun war angesichts des überaus geringen Gehalts der genannten Pflanzen an ätherischen Ölen (vgl. S. 51), zu denen ja mit höchster Wahrscheinlichkeit (vgl. S. 52/53) die antibiotischen Wirkstoffe gerechnet werden müssen, kaum damit zu rechnen, daß wir die aktiven Substanzen im Blut mit Hilfe des Gastestes nachweisen konnten. Die Flüchtigkeit bedingte die Verwendung des Gastestes, der Gastest aber bedingt, daß bei der Durchführung eine erhebliche Konzentrationsverminderung erfolgt, ganz abgesehen von der Schwierigkeit, daß die Verdampfung aus der zu testenden Flüssigkeit (Blut) sehr schnell erfolgen muß, damit so rasch eine ausreichende Konzentration im Agar erreicht wird, die Testbakterien also tatsächlich bereits in den ersten Phasen der Entwicklung gehemmt werden.

Wir verzichteten daher von vornherein auf den Nachweis im Blut, zumal es uns angesichts der Lipoidlöslichkeit und der damit verknüpften Unterschiede gegenüber den bisher bekannten Antibiotika völlig abwegig erschien, die sonst üblichen Nachweismethoden auf unsere Substanzen übertragen zu wollen. Die Lipoidlöslichkeit könnte zu einer Konzentration in bestimmten Körperorganen führen, - es schien nicht unmöglich, daß die Blut-Liquorschranke durchbrochen wurde. - Es war daher denkbar, daß das Blut einen sehr geringen Spiegel aufwies, der nur zu einem allmählichen Transport des Antibiotikums von diesen Organen zu den Nieren ausreichte. Naheliegend erschien es vielmehr, einer solchen Anreicherung im Organismus nachzuspüren, und an die Stelle des a priori wenig Erfolg verprechenden Nachweises im Blut den Nachweis der Anreicherung zu setzen. Uns schien dafür die Untersuchung des Urins besonders geeignet. Wurden diese Stoffe unzersetzt ausgeschieden, dann mußte im Harn wahrscheinlich eine Anreicherung gegenüber dem Serum erfolgen. Man konnte also evtl. die Körperpassage bei ungeschwächter Aktivität nachweisen und durfte hoffen, bei Gastesten mit dem Urin Wirkstoffmengen zu erfassen, die im Serum kaum nachgewiesen werden konnten, insbesondere dann, wenn - wie zu vermuten - eine Anreicherung der lipoidlöslichen Stoffe in bestimmten Organen erfolgte.

Sicher könnte der Einwand gemacht werden, daß die Substanzen dann zwar im Harn aktiv aufträten, also im Körper anscheinend nicht inaktiviert worden seien, daß aber doch im Serum vielleicht eine reversible Inaktivierung erfolge, die erst bei der Auscheidung in den Harn rückgängig gemacht würde. Dagegen spricht jedoch (vgl. Tab. 6), daß die Wirkstoffe aus Tropaeolum maius und Lepidium sativum durch Serum nicht inaktiviert wurden.

Wir aßen zunächst auf nüchternen Magen 50 g Tropaeolumsalat. Der Gehalt des Urins an flüchtigen Hemmstoffen wurde nach der Salataufnahme laufend kontrolliert (Tab. 11, Abb. 5). Die Tabelle 11 gibt die Ergebnisse eines dieser zahlreichen bei 15 Versuchspersonen mit gleichsinnigem Erfolg durchgeführten Versuche wieder. Schon der nach 2 3/4 Stunden abgegebene Urin ist aktiv. Alle nach 4, 5 und 9 Stunden abgegebenen Harnmengen enthalten sehr erhebliche Mengen flüchtiger Antibiotika. Erst nach 15 Stunden ist der Urin wieder inaktiv, wobei allerdings, wie betont, in Rechnung gestellt werden muß, daß wir bei dem Test die Konzentration der Hemmstoffe erheblich vermindern.

Aus allen Selbstversuchen ergibt sich: 2 Stunden nach Aufnahme des Antibiotikums verhält sich der Harn in der Regel antibiotisch. U.U. kann aber schon nach 1 bzw. 1,5 Stunden ein deutlicher Gehalt an flüchtigen Hemmstoffen im Urin nachgewiesen werden, oder erst der nach 4 Stunden abgegebene Urin ist erstmalig aktiv. Der höchste Gehalt des Urins liegt durchschnittlich bei 2 - 10 Stunden nach Aufnahme des Salates. Mitunter sind jedoch noch Urinfraktionen, die 20 - 22 Stunden nach Versuchsbeginn abgegeben wurden, deutlich aktiv (Tab. 13). Die Abnahme der antibiotischen Wirksamkeit bei mehrtägiger Aufbewahrung des Urins bei + 12° (Tab. 11) sollte bei solchen Testen stets beachtet werden.

Es traten, wie die Auswertung bei längerer Dauer der Teste zeigte (vgl. S. 47), gewisse Schwankungen im Gehalt des Urins an Hemmstoffen auf. Niemals aber beobachtete man zwischen aktiven Fraktionen die Abgabe eines hemmstoffreien oder fast inaktiven Harns. Vielmehr machte sich die Ausscheidung der flüchtigen Antibiotika in den Urin zunächst mit geringer Konzentration bemerkbar. Es kommt also anfangs zu einer Schwächung, nicht aber zu einer völligen Einstellung des Bakterienwachstums (vgl. z.B. in Tab. 13 die Wirkung von 5 g nach 1 und 4 Stunden und 2,5 g nach 3 Stunden, Tab. 15 die Wirkung von 6 Dragées nach 3 Stunden). Der Effekt steigerte sich zu völliger Bakteriostase und klang dann allmählich ab.

Die Dosierung von 50 g ist relativ hoch. Wir gingen daher in den Selbstversuchen systematisch zu einer geringeren Dosierung über, um die untere Grenze festzustellen, bei der mit unserem Gastest noch eine antibiotische Wirksamkeit nachweisbar war. Nun ist der Gehalt an flüchtigen Hemmstoffen im abgepreßten Saft geringer als im Rückstand, bzw. im Zentrifugenbodensatz höher als in der überstehenden Flüssigkeit (vgl. Tab. 25). Wir benutzten daher der leichten Aufnahme halber Preßrückstände von Tropaeolum-Blattbrei.

20 g, 10 g und selbst 5 g Preßrückstand genügen also, um dem Harn für viele Stunden einen hohen Gehalt an flüchtigen Hemmstoffen zu geben (Tab. 12, Abb. 6). Bei dem noch etwas wirksameren Preßrückstand von Tropaeolumblüten sind bei Aufnahme von 5 g alle Urinfraktionen von 2,25 - 22 Stunden nach Versuchsbeginn hochaktiv (Tab. 13). Selbst nach Verzehr von 2,5 g Blütenpreßrückstand wird der Urin stark mit flüchtigen Hemmstoffen angereichert.

Viele Selbstversuche haben diese Befunde immer wieder bestätigt. Die Ergebnisse schwanken hinsichtlich der Konzentration der Hemmstoffe und der Dauer der Ausscheidung etwas. Die Versuchsperson und wahrscheinlich auch die Art ihrer Ernährung (s.u.) beeinflussen die Körperpassage. Die grundsätzliche Beobachtung, daß nach Aufnahme geringer Mengen des Tropaeolum-Salates der Urin flüchtige Hemmstoffe mit dem typischen Wirkungsspektrum enthält, ist jedoch immer reproduzierbar.

Zu beantworten bleibt die Frage, ob die per os mit der Pflanze aufgenommenen Antibiotika mit den im Urin abgegebenen flüchtigen Hemmstoffen identisch sind. In allen unseren Körperpassageversuchen wirkten die flüchtigen Hemmstoffe aus dem Urin wie die Wirkstoffe in der Frischpflanze stets gegen alle drei Testorganismen. Flüchtigkeit und gleichsinnige Wirkung sprechen also für die Identität beider Hemmstoffe.

Es sind also erstaunlich geringe Mengen der Kapuzinerkresse, die, per os aufgenommen, dem Urin für mehrere Stunden einen Gehalt an Hemmstoffen geben, der zumindest zu einer Bakteriostase der empfindlichen Mikroben in den Harnwegen von den Glomeruli ab führen muß. Damit ist erwiesen, daß die Aufnahme von Kapuzinerkresse in Mengen, wie sie bei Genuß dieser Pflanze als Gemüse verzehrt werden, die Bakterienflora im Harn stark beeinflussen muß. Es ist also auf Grund dieser Untersuchungen durchaus denkbar, daß eine Pyelitis oder Cystitis durch wiederholten Verzehr geringer Mengen Kapuzinerkressesalat oder auch Kapuzinerkresseblüten beseitigt werden kann. Ob Heilung eintritt, hängt wahrscheinlich vor allem von der Empfindlichkeit der Bakterien und von der Abwehrlage des Organismus ab.

Da das mit der Pflanze per os aufgenommene Antibiotikum mit dem im Urin auftretenden flüchtigen Hemmstoff identisch sein dürfte, und eine Inaktivierung durch das Blutserum nicht erfolgte, muß die wirksame Substanz, wenn auch wohl in erheblich geringerer Konzentration, in aktiver Form im Blut vorhanden sein.

Angesichts dieses eindeutigen Nachweises der Körperpassage der flüchtigen Hemmstoffe aus Tropaeolum maius entwickelten wir aus frischem Material von Tropaeolum maius durch Stabilisierung der antibiotischen Aktivität das Präparat Trop. 53. Die glatte Körperpassage bei Aufnahme von 3,5; 1,4 ja selbst 0,7 g Trop. 53 beweisen die der Tabelle 14 zugrunde liegenden Selbstversuche. Gleichsinnige Ergebnisse wurden bei Aufnahme von 4, 6 und 8 Dragées des Präparates Wiwi 192 (Tab. 15, Abb. 7) erhalten (Dragées á 0,25 g).

Nach unseren Untersuchungen dürfen wir annehmen, daß wahrscheinlich nur 1 - 2 ‰ des Präparates aus der aktiven Substanz bestehen. Die Aufnahme von ca. 1 mg des wirksamen Stoffes mit frischem Pflanzenmaterial per os genügt also, um dem Harn einen leicht nachweisbaren Gehalt an flüchtigen Hemmstoffen zu geben. Wahrscheinlich aber darf man mit Rücksicht auf die Grobheit der Teste annehmen, daß eine noch wesentlich geringere Menge des Präparates bzw. des Hemmstoffes genügt, um einen kräftigen antibiotischen Stoß im Harn selbst zu garantieren. Das sind beachtliche und überraschende Effekte, wenn man sie den Dosierungen an die Seite stellt, wie sie für die Verabreichung von Aureomycin, Chloromycetin usw. per os üblich sind. Wahrscheinlich beruhen diese Ergebnisse wesentlich auf der Lipoidlöslichkeit des Antibiotikums. Es scheint schon im Magen zu einer starken Resorption zu kommen, denn anders ist das Auftreten der ersten Aktivität im Harn schon nach 1 - 2 Stunden kaum zu verstehen.

Auch die Aufnahme von 50 g bzw. 25 g Gartenkressesalat per os führte in gleicher Weise wie bei Tropaeolum maius zu einem leicht faßbaren hohen Gehalt des Urins an flüchtigen Hemmstoffen (Tab. 16). Sogar der Verzehr von 7 g Preßrückstand vom Blattbrei der Gartenkresse gab eine deutliche, von flüchtigen Bestandteilen des Harns ausgehende Bakteriostase. Insgesamt gesehen war allerdings der bakteriostatische Effekt im Harn bei Aufnahme gleicher Mengen Kapuziner- bzw. Gartenkressesalat für Lepidium sativum schwächer. Die geringe Wirkung gegenüber Escherichia coli tritt auch in den Versuchen der Tabelle 16 z.T. deutlich hervor. Doch war in anderen Versuchen die stärkere Widerstandsfähigkeit dieses Bakteriums noch eindeutiger zu erkennen (vgl. WINTER und WILLEKE 1953).

Von gleichsinnigen Erwägungen ausgehend entwickelten wir hier das Präparat Lep. 53. Auch die in ihm enthaltenen Wirkstoffe der Frischpflanze passierten den Körper glatt bei Aufnahme von 5 g, 3 g, 2 g und 1 g per os (Tab. 17). Zahlreiche Urinfraktionen in jedem Selbstversuch zeigten einen hohen Gehalt an flüchtigen Hemmstoffen, die wie der Wirkstoff der Frischpflanze eine etwas geringere Wirksamkeit gegenüber Escherichia coli erkennen ließen.

Somit passieren auch die Hemmstoffe von Lepidium sativum bei Aufnahme der Frischpflanze oder des stabilisierten Frischpflanzenpräparates per os den Körper in aktiver Form und treten in hoher Konzentration im Harn wieder auf. Gleiche Eigenschaften des aufgenommenen und des ausgeschiedenen Wirkstoffes und die Aktivität des Antibiotikums auch in Gegenwart von Blutagar zwingen zu der Annahme, daß der Hemmstoff auch im Blut in aktiver Form, wenn auch in geringerer Konzentration, vorhanden ist.

Diese Befunde erscheinen uns angesichts der weitverbreiteten Verwendung der Gartenkresse als Salat von ganz besonderer Bedeutung. Eine sehr häufig als normaler Bestandteil der Nahrung aufgenommene Gemüsepflanze, die im Volksmund überall als gesund und "reinigend" gilt, enthält also hochwirksame, flüchtige Antibiotika, die den Körper aktiv passieren und im Harn in hohen Konzentrationen auftreten. Dabei besitzen diese Substanzen ein Wirkungsspektrum von beachtlicher Breite, insbesondere auch gegenüber pathogenen Formen (vgl. Tab. 6).

Wir dürfen auf Grund unserer eingehenden Untersuchungen und insbesondere der zahlreichen Selbstversuche die wohlbegründete Ansicht äußern, daß die Aufnahme von Gartenkresse als Nahrungsmittel für die Gesundheit von erheblicher Bedeutung sein kann. Diese Perspektiven sind bei der bisher üblichen Betrachtung von Qualitätsfragen in der Nahrungsmittelkunde völlig übersehen worden. Es handelt sich eben um Wirkstoffe von antibiotischem Charakter, mit deren Existenz und insbesondere unverminderter Aktivität im Körper man nicht gerechnet hatte. Es sind Substanzen, die zwar nicht unbedingt lebensnotwendig sind, die aber von entscheidender Bedeutung werden können, wenn der Organismus von einer Infektion bedroht bzw. wenn eine Infektion erfolgt ist. Insbesondere ist zu bedenken, daß der Verzehr solcher "Gemüsepflanzen" namentlich dann einen großen vorbeugenden Wert haben kann, wenn die Widerstandskraft des Körpers, wie etwa im Frühjahr, infolge Mangelerscheinungen ohnehin beeinträchtigt ist. Hier wird auch der reale Hintergrund der üblichen Frühjahrskuren mit Gartenkresse zur "Blutreinigung" zu suchen sein.

Die Botanikerärzte des Mittelalters kannten nicht die Trennung in Arznei- und Gemüsepflanzen im heutigen Sinne, alle werden sie in den großen Kräuterbüchern des Mittelalters auf ihre "Kraft und Wirkung" hin beurteilt und gegebenenfalls als Heilpflanzen verwendet. Mit dem Erlöschen der Heilpflanzenkunde im Volksbewußtsein schwanden auch die Arzneipflanzen aus den Bauerngärten, und die Verwendung aller möglichen Wildpflanzen als Salat geriet in Vergessenheit. Übrig blieb die geringe Zahl der "Gemüsepflanzen", unter denen sich dann einige echte Heilpflanzen wie die Gartenkresse - und stellenweise auch die Kapuzinerkresse - in unsere Zeit herüberretteten.

Es scheint uns daher bei einer Beurteilung der Qualität von "Gemüsepflanzen" erforderlich, daß auch ihr evtl. Charakter als Heilpflanze gebührend berücksichtigt wird. In der derzeitigen Qualitätsforschung fehlt jeder Ansatz einer solchen Betrachtungsweise, wahrscheinlich weil die Heilwirkungen der Arzneipflanzen und der Pflanzen überhaupt angesichts der Erfolge der pharmazeutischen Chemie in den Hintergrund traten, und weil man den realen Wert arzneikundlicher, alter Traditionen gering erachtete. Unsere Erfahrungen erfordern in mancher Hinsicht eine Revision der völlig ablehnenden Beurteilung der mittelalterlichen Arzneipflanzenkunde, wie sie uns in den großen Kräuterbüchern des 15., 16. und 17. Jahrhunderts entgegentritt. Wir haben bereits in unseren Ausführungen über die Heilpflanzen, die MATTHIOLUS (1611) gegen Infektionen der Harnwege und zur Wundreinigung usw. verordnete, dargelegt, daß hier eine Häufung antibiotisch wirksamer Pflanzen zu beobachten ist, die schwerlich dem Zufall zugeschrieben werden kann, sondern darauf beruhen muß, daß MATTHIOLUS alter Empirie folgend, ohne Kenntnis der wahren Zusammenhänge, also unbewußt, die Heilwirkung antibiotisch wirksamer Substanzen ausnutzte. Man kann aber schwerlich erwarten, daß dieses Wissen damals zielbewußt zu sicheren Erfolgen führte, wie sie die modernen Antibiotika in den Händen unserer Ärzte zeigen. Dazu bedurfte es nicht nur einer Kenntnis der Kausalzusammenhänge, also vor allem der Kenntnis des Charakters antibiotischer Erscheinungen, sondern vornehmlich auch einer zuverlässigen Diagnose, also in unserem Falle zutreffender Vorstellungen über die Ursachen von Infektionskrankheiten.

Es bleibt uns nun noch übrig zu prüfen, wieweit die Wirkung dieser Hemmstoffe etwa durch Aufnahme anderer Nahrung, also im Körper selbst, modifiziert werden, und wieweit etwa die Menge der Hemmstoffe in der Pflanze selbst entsprechend ihrem Alter oder den Aufzuchtbedingungen schwanken kann.

4. Die Beeinflussung der Körperpassage der flüchtigen Hemmstoffe aus Tropaeolum maius und Lepidium sativum durch gleichzeitige oder spätere Aufnahme von Alkohol, Kohlehydraten, Milchsäure und Öl

Es lag nahe, gewisse Schwankungen im Hemmstoffgehalt des Urins bei Aufnahme einer bestimmten Menge Tropaeolum- oder Lepidiumsalat mit der Beeinflussung dieser Substanzen durch die anderen Nahrungsbestandteile in Zusammenhang zu bringen.

Ein erstes eklatantes Beispiel dieser Art fand sich bei der Untersuchung der Körperpassage von Alkoholextrakten aus Kapuzinerkresseblättern. Wie die in vitro-Teste einwandfrei zeigten, war der durch Mischung von 80 g Tropaeolumblattbrei mit 100 cm^3 Alkohol und Abpressen der groben Bestandteile gewonnene "Extrakt" stark aktiv, ohne daß man diese Aktivität dem Alkoholgehalt zuschreiben konnte. 0,25 cm^3 Alkoholextrakt hemmten nämlich (vgl. Tab. 18) sehr stark, während 0,15 cm^3 Alkohol alleine keine Bakteriostase auslöste. Es wurden nun von diesem Extrakt (vgl. Tab. 18) von einer Versuchsperson 50 cm^3 und von einer zweiten 20 cm^3 auf nüchternen Magen getrunken. Obwohl also die Aktivität dieser Extrakte der Wirksamkeit von etwa 50 bzw. 20 g frischem Tropaeolumsalat entsprach, waren sämtliche Urinfraktionen bis zu 8,5 bzw. 7,5 Stunden nach Versuchsbeginn völlig inaktiv. Es mußte also mit größter Wahrscheinlichkeit im Körper eine "Inaktivierung" erfolgt sein.

Um diese Frage zu lösen, wurden zunächst im Selbstversuch 50 g Tropaeolumblätter mit 16,7 cm^3 Alkohol gegessen (Tab. 19). Nunmehr zeigte sich eine deutliche Aktivität im Urin zwei Stunden nach Versuchsbeginn, die jedoch schon nach 6,75 Stunden bis auf Spuren abgeklungen und nach 9,5 Stunden verschwunden war (Tab. 19, Abb. 8). Nach unseren sonstigen Erfahrungen bei Körperpassagen mußten wir folgern, daß ein erheblicher Anteil der

Hemmstoffe "inaktiviert" worden war, ein Rest jedoch den Körper aktiv passieren konnte. Das war verständlich, da die aufgenommene Alkoholmenge hier nur 25 % des Blattbreies, im ersten Versuch jedoch über 50 % ausmachte.

Uns lag jedoch daran zu entscheiden, ob diese "Inaktivierung" etwa im Magen-Darmkanal erfolgt, vielleicht so, daß infolge von Veränderungen der Permeabilität das Antibiotikum gar nicht die Magen- oder Darmwand zu passieren vermag, - oder ob dieses Ausbleiben aktiver Urinfraktionen durch den Alkohol erst ausgelöst wird, wenn das Antibiotikum bereits die Darmwand passiert hat. Wir aßen daher im Selbstversuch 40 g Kapuzinerkresse, die in jedem Falle eine Reihe aktiver Urinfraktionen auslösen mußten, und tranken 3 Stunden nach der Salataufnahme (Tab. 20, Abb. 9) 40 g Alkohol absol. (umgerechnet aus dem Alkoholgehalt eines Kirschlikörs) und im anderen Falle 120 cm^3 40prozentigen Kirschlikör (also rund 50 cm^3 Alkohol absol.) 4 Stunden nach der Kressemahlzeit (Tab. 21). Im ersten Versuch setzte nach drei Stunden (vgl. Tab. 20) gerade die Ausscheidung von Hemmstoffen in den Urin ein, nach 5 und 8 Stunden, wo an sich der aktivste Urin zu erwarten war, fehlte jedoch ein nachweisbarer Gehalt des Urins an flüchtigen Hemmstoffen. Im zweiten Versuch (Tab. 21) war der Urin nach 4 Stunden stark aktiv, die folgenden Fraktionen aber, die nach 6 und 10 Stunden abgegeben wurden, waren völlig frei von flüchtigem Antibiotikum. In beiden Fällen also hört die Abgabe eines aktiven Urins auf, sowie der Alkohol getrunken und resorbiert ist. Da zur Zeit der Alkoholaufnahme die Ausscheidung in den Urin bereits eingesetzt hatte und das Antibiotikum mit höchster Wahrscheinlichkeit bereits restlos resorbiert war, muß also der Alkohol die Hemmstoffe im Blut inaktiviert oder ihre Ausscheidung in den Urin verhindert haben.

Auch hier interessierten uns zunächst die chemischen Hintergründe dieser Erscheinung nicht. Wichtig ist uns vor allem die Feststellung, daß hier der sonst stets bewährte alkoholische Extrakt versagt, obwohl er das wirksame Prinzip der Frischpflanze enthält. Ein gutes Beispiel, wie ausschlaggebend für die Heilwirkung u.U. die Verwendung der unveränderten Frischpflanze sein kann.

Es lag aber natürlich nahe, eine Klärung der bei der "Inaktivierung" der Hemmstoffe im Körper ablaufenden Vorgänge durch Beimengung anderer Substanzen zu dem Blattbrei und Verzehr dieser Gemische herbeizuführen. Wir fügten daher zum Blattbrei 1.) 4 % Zitronensäure, 2.) 25 % eines Gemisches von Oliven- und Sesamöl, fügten 3.) Milchsäure bis zum p_H 2,5 zum Blattbrei und untermischten schließlich 4.) diesem milchsauren Blattbrei auf je 20 g noch 10 g Traubenzucker und 10 g Saccharose. Von diesen Gemengen wurde (s. Tab. 22) soviel per os aufgenommen, daß jeweils 20 g bzw. (vom Ölgemisch) 50 g Tropaeolumblattbrei verzehrt wurden. Die Zugabe von Zitronen- und Milchsäure blieb ohne Einfluß auf die Körperpassage. Dagegen schien es, daß die Beimengung von Traubenzucker und Saccharose die Körperpassage beeinträchtigt. Es wurde nur eine stark aktive Urinfraktion abgegeben (nach 2,5 Stunden, nach 5 Stunden schon fast wieder Inaktivität). Auch die Beimischung von Öl hatte einen aktivitätsmindernden Effekt, denn nach der Aufnahme von 50 g Salat hätten stärker aktive Fraktionen abgegeben werden müssen. Doch beruht diese abschwächende Wirkung des Öls nach eingehenden Untersuchungen, die an anderer Stelle publiziert werden, auf Vorgängen, die sich bereits im Magen-Darmkanal abspielen. Das Öl resorbiert einen erheblichen Teil der Aktivität infolge der Lipoidlöslichkeit der Substanz und gibt sie nur sehr schwer wieder ab, wahrscheinlich erst nach starker Emulgierung oder gar Aufspaltung der Fette. Öl, das die Hemmstoffe aus den Blättern resorbiert und mit ihnen angereichert wurde, erwies sich im Gastest auch in größeren Mengen als inaktiv. Erst bei der Körperpassage solchen Öles wurde der Hemmstoff wieder in Freiheit gesetzt und erschien im Urin wieder. Diese Herauslösung des Hemmstoffes aus dem Öl erfolgte jedoch je nach der Versuchsperson außerordentlich unregelmäßig, wahrscheinlich weil die Emulgierung und Aufspaltung der Fette von Versuchsperson zu Versuchsperson außerordentlich stark schwankt (Test für Fettverdauung?).

Zusammenfassend dürfen wir feststellen: Die Körperpassage und das Auftreten der Hemmstoffe im Urin kann sehr stark beeinflußt werden, und zwar
a) nach dem Durchdringen der Darmwand durch Alkoholaufnahme und
b) im Magen-Darmkanal durch zeitweilige Absorption der lipoidlöslichen Antibiotika z.B. durch Öl und ihre stark von der Versuchsperson abhängige Freisetzung aus dem Lösungsmittel.

Die Effekte durch Beimengung von Zuckern zu dem Blattbrei erscheinen uns nicht klar genug, um schon jetzt verbindliche Aussagen zu machen.

Wie verhält sich nun aber das Antibiotikum aus Lepidium sativum, das so große Ähnlichkeit mit dem Hemmstoff aus Tropaeolum maius zeigt, bezüglich der Körperpassage?

Zwei Versuchspersonen, bei denen durch Alkoholaufnahme eine eindeutige "Inaktivierung" der Hemmstoffe aus Tropaeolum maius erfolgt war, aßen je 37 g Gartenkressesalat (Tab. 23) und tranken anschließend je 70 cm^3 38-prozentigen Alkohol, während im dritten Selbstversuch als Kontrolle (wegen der häufig wechselnden Aktivität der Gartenkresse) nur die 37 g Lepidiumsalat gegessen wurden. Eine Inaktivierung durch den Alkohol konnte nicht beobachtet werden. Die Körperpassage bei der Versuchsperson a (mit Alkohol) (vgl. Tab. 23) ist zwar etwas schwächer als bei der Kontrolle, aber die Versuchsperson b (mit Alkohol) gab Urinfraktionen mit einer Aktivität ab, wie wir sie bei der Gartenkresse sonst noch niemals beobachtet hatten. Der Unterschied zur Versuchsperson a lag im Bereich der individuellen Schwankungen. Nach Analogie der Tropaeoluminaktivierungsversuche bei Körperpassage mit Alkohol wäre bei den Personen a und b eine völlige Inaktivierung zu erwarten gewesen.

Dieser Unterschied im Verhalten beider Hemmstoffe in vivo ist angesichts der zahlreichen Ähnlichkeiten im Wirkungsspektrum usw. überraschend, stimmt aber zu unserer Auffassung, daß beide Hemmstoffe bei aller grundsätzlichen Ähnlichkeit doch gewisse Strukturunterschiede aufweisen. Natürlich muß auch in Erwägung gezogen werden, daß evtl. andere Inhaltsstoffe der beiden Pflanzen die Wirkung des Alkohols interferierend modifizieren. Auf alle Fälle, ein deutlicher Hinweis dafür, daß zwei Pflanzen, deren Inhaltsstoffe an Hand der üblichen chemischen Analyse als gleichwertig und gleichartig beurteilt werden, biologisch zu differenten Effekten führen können, sofern die Milieubedingungen in bestimmter Weise modifiziert werden.

Die Quintessenz dieser Beobachtungen dürfte aber in der Einsicht bestehen, daß die so oft bemühte "ganzheitliche" Wirkung von Arzneipflanzen, der Gebrauch der unveränderten oder möglichst unveränderten Frischpflanze u.U. einen sehr realen Hintergrund haben kann. Wir sind allerdings weit davon entfernt, diese Erfahrungen zu verallgemeinern.

5. Die unterschiedliche Aktivität verschiedener Pflanzenteile und die Abhängigkeit des Hemmstoffgehaltes von Umweltbedingungen

Einerlei ob wir in der Garten- und Kapuzinerkresse mehr ein Gemüse oder eine Arzneipflanze sehen, in jedem Falle sind Schwankungen im Gehalt an flüchtigen Hemmstoffen von gleich großem Interesse.

Wir haben bereits oben gesehen, daß die Wirkung der Gartenkresse gegenüber Escherichia coli etwas wechseln kann. Diese hier mehr qualitativen Schwankungen sind aber geringfügig gegenüber dem völligen Schwund jeglicher Aktivität, wie er bei Lepidium sativum in wenigen Tagen eintreten kann. Gartenkresse, die 17 Tage nach der Aussaat noch eine normale Aktivität zeigte, war (vgl. Tab. 24) wenige Tage später (21 Tage nach der Saat) völlig inaktiv gegen alle drei Testbakterien, und zwar in Dosierungen von 0,1 - 1,0 g. Dabei war eine geschmackliche Veränderung nicht zu beobachten und stets der charakteristische Senfölgeruch vorhanden.

Leider ist es bisher nicht gelungen, die Bedingungen zu präzisieren, unter denen die Aktivität der Gartenkresse fast gänzlich verlorengeht.

Unterschiede im Wirkstoffgehalt von Blättern und Stengeln waren bei der Gartenkresse nicht festzustellen.

Umgekehrt waren bei der Kapuzinerkresse in der Regel keine wesentlichen Unterschiede in der Aktivität zu beobachten, einerlei, ob man Pflanzen verschiedenen Alters oder verschiedener Standorte verglich. Die größten Differenzen im Gehalt an Hemmstoffen, die wir jemals bei der Kapuzinerkresse fanden, zeigten sich in einer Versuchsserie bei einem Vergleich von blühenden mit 32 Tage alten Pflanzen (vgl. Tab. 25). Der Unterschied im Gehalt an Hemmstoffen wird etwa 100 - 200 % betragen.

Sehr junge Pflanzen von Tropaeolum maius können aktiver als ältere sein, doch läßt sich diese wie auch die folgende Erfahrung, daß Wurzeln inaktiv sind (WINTER und WILLEKE 1952), nicht verallgemeinern (vgl. Tab. 25). Doch beweisen unsere Beobachtungen (vgl. Tab. 25), daß sich die Aktivität des Wurzelbreies je nach dem Alter erheblich verändern kann.

Allzu große Unterschiede zeigten sich nicht im Gehalt von Wurzeln, Blättern und Blüten (Tab. 25), doch besaßen Blüten zumeist die stärkste Aktivität. Stengel und Stiele waren in der Regel etwas weniger wirksam als die Blätter.

Hingewiesen sei noch auf die deutliche Anreicherung der Aktivität im Preßrückstand gegenüber dem Preßsaft, wenn man den Saft des Blattbreies oder Blütenbreies von den festen Bestandteilen abzupressen sucht.

Zusammenfassung

1. Tropaeolum maius, die Kapuzinerkresse, und Lepidium sativum, die Gartenkresse, enthalten hochaktive flüchtige Antibiotika. Aus einer Blattbreimenge von 0,1 bis 0,5 g verdampfen in einen geschlossenen Raum von 220 cm^3 hinreichende Mengen dieser Hemmstoffe, um zahlreiche grampositive und gramnegative Bakterien, insbesondere auch pathogene Formen, an der Entwicklung zu hindern. Die Substanzen wirken vornehmlich bakteriostatisch, die Spanne von der Bakteriostase zur Bakterizide ist also sehr weit.

2. Die flüchtigen Hemmstoffe aus den beiden Pflanzen werden erst beim Zerstören der Zellen gebildet. Sie zeigen in ihrem Wirkungsspektrum sehr starke Ähnlichkeit, nur ist das Antibiotikum aus Tropaeolum maius zumeist erheblich wirksamer. Doch lassen bestimmte Eigenarten in den Wirkungsspektren erkennen, daß beide Substanzen bei aller Ähnlichkeit nicht identisch sind.

3. Das wirksame Prinzip aus Tropaeolum maius geht bei Wasserdampfdestillation in aktiver Form in das Destillat über und kann als ölige lipoidlösliche Substanz mit Äther aus dem Destillat bzw. mit Alkohol aus dem Blattbrei extrahiert werden. Die Antibiotika aus beiden Pflanzen werden durch vulkanisiertes Gummi "inaktiviert".

4. Diese Wirkstoffe beider Pflanzen passieren bei Aufnahme per os den Körper in aktiver Form und treten als flüchtige Hemmstoffe mit unverändertem Wirkungsspektrum im Harn in hoher Konzentration auf. Schon eine Stunde nach Versuchsbeginn können Urinfraktionen mit deutlichem Gehalt an flüchtigen Hemmstoffen abgegeben werden (Nachweis im Gastest). U.U. kann noch Urin, der 22 Stunden nach Versuchsbeginn ausgeschieden wurde, aktiv sein. Das Maximum der Aktivität im Urin findet sich 2 - 10 Stunden nach der Aufnahme der Pflanzen per os.

5. Ob die vom Urin abgegebenen flüchtigen Hemmstoffe eine völlige Bakteriostase auslösen, hängt von der verzehrten Blattmenge beider Pflanzen ab. 20 - 25 g beider Pflanzen, als Salat verzehrt, geben sehr klare Effekte.

Bei Aufnahme von Preßrückständen von Blättern und Blüten von Tropaeolum maius geben schon 5 bzw. 2,5 g dem Harn einen sehr deutlichen Gehalt an flüchtigen Hemmstoffen. Mit Rücksicht auf die starke Verdünnung der Wirkstoffe bei der Untersuchung des Harns dürfen wir schließen, daß schon der Verzehr weniger Gramm frischer Pflanzen dem Harn für Stunden einen wirksamen Gehalt an antibiotischen Substanzen gibt.

Gleiches gilt für die Gartenkresse.

6. Die Präparate aus stabilisiertem Pflanzenmaterial der Kapuziner- und der Gartenkresse: Trop. 53, Lep. 53 und Wiwi 192 geben dem Urin noch bei Aufnahme von 0,7 - 1 g einen mit unseren Testen leicht nachzuweisenden Gehalt an flüchtigen Hemmstoffen. Wahrscheinlich geben noch erhebliche geringere Dosen dem Urin einen wirksamen Gehalt. Von den Glomeruli ab ist daher ein Effekt auf Bakterien im Sinne einer Therapia magna sterilisans zu erwarten. Jedoch müssen die Antibiotika auch im Blut, allerdings wohl in erheblich geringerer Konzentration in aktiver Form vorhanden sein, da sie durch Blutagar nicht inaktiviert werden und den Körper auch tatsächlich aktiv passieren. Auf die evtl. Bedeutung der Lipoidlöslichkeit für die Verteilung im Körper wird hingewiesen.

7. Dagegen "inaktiviert" Alkohol den Wirkstoff aus Tropaeolum maius im Körper nach Passieren der Darmwand - nicht jedoch in vitro - so daß der Urin keine Aktivität zeigt, wenn die Wirkstoffe mit einer größeren Menge Alkohol aufgenommen werden, oder wenige Stunden später Alkohol in größerer Menge getrunken wird.

8. Der flüchtige Hemmstoff aus Lepidium sativum wird dagegen in vivo durch Alkoholgenuß weniger in seiner Körperpassage beeinträchtigt, ein weiterer Hinweis für die Verschiedenheit der beiden Wirkstoffe.

9. Auch Verzehr der Blätter mit Öl oder Aufnahme der lipoidlöslichen Antibiotika in Öl kann die Körperpassage hemmen oder gar verhindern. Der entscheidende Faktor ist hier jedoch allem Anschein nach die feste Adsorption des Wirkstoffes an das Öl (Inaktivität im Gastest) und die Abhängigkeit der Darmwandpassage von der Emulgierung oder Spaltung des Öls.

10. Der Hemmstoffgehalt von Lepidium sativum schwankt sehr stark und kann in wenigen Tagen von beträchtlichem Spiegel auf den Nullpunkt absinken. Die Schwankungen bei Tropaeolum maius sind im allgemeinen geringer.

11. Kapuziner- und Gartenkresse, die beide als Gemüse gegessen werden, - in besonders großem Umfang die Gartenkresse - enthalten also in vivo hochwirksame Antibiotika, so daß schon der Verzehr weniger Gramm dieser Pflanzen als Salat u.U. von gesundheitlichem Standpunkt aus bedeutsam werden kann. Damit sind Wirkstoffe aufgefunden worden, die zwar nicht stets lebensnotwendig sind, so doch unter bestimmten Umständen wichtige Funktionen ausüben können. Sie scheinen für die Beurteilung der Qualität dieser und anderer als Nahrung oder Beikost aufgenommener Pflanzen von Bedeutung, allerdings nur, wenn ihr Wert für den kranken oder geschwächten Organismus zur Diskussion steht. Wir möchten anregen, daß die Qualitätsforschung bei Gemüsepflanzen usw. in gewissem Umfang auch deren Charakter als Arzneipflanzen berücksichtigt. Angesichts der beobachteten Schwankungen im Gehalt an antibiotischen Wirkstoffen bei der Gartenkresse scheint diese Fragestellung in vielfacher Hinsicht interessante Ergebnisse zu versprechen.

Besonderen Dank für die Durchführung von Selbstversuchen schulden wir HAILA BORGSTEDE, BARBARA DÜRRAST, CHRYSTINA PRZEWOSNY, INGE UEBEMANN und LISEL WILLEKE.

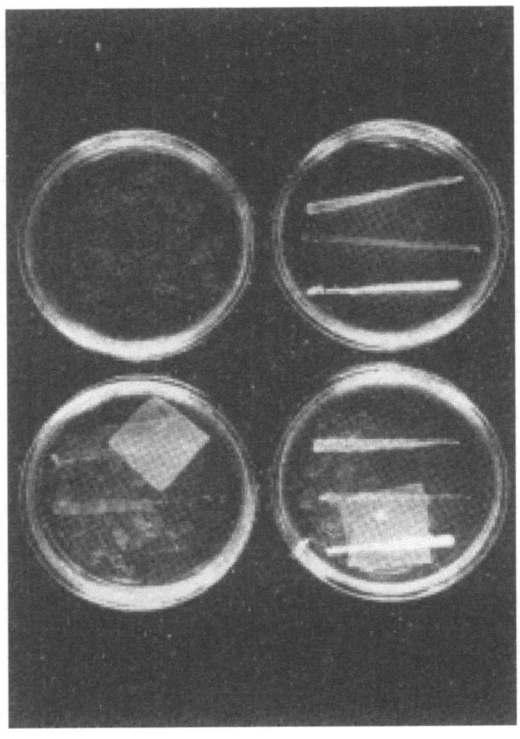

A b b i l d u n g   1

"Inaktivierung" des flüchtigen Hemmstoffes aus Tropaeolum maius durch vulkanisierten Gummi. Austestung der Hemmstoffe durch Begasung (mit 0,3 g Tropaeolumblattbrei) von (von unten nach oben je ein Impfstrich) Bacillus subtilis, Escherichia coli und Staphylococcus aureus. Links oben: begast mit 0,3 g Blattbrei bei Tesaverschluß der beiden Schalenhälften. - Rechts oben: nicht begaste Kontrolle. - Links unten: begast mit 0,3 g bei Tesaverschluß und Einlage eines 10 cm^2 großen Gummiplättchens. - Rechts unten: begast mit 0,3 g bei Tesaverschluß und Einlage von drei je 10 cm^2 großen Gummiplättchen in den begasten Raum. - Völlige Bakteriostase bei Tesaverschluß ohne Gummieinlage und "Inaktivierung" des Hemmstoffes entsprechend der Größe der eingelegten Gummistückchen.

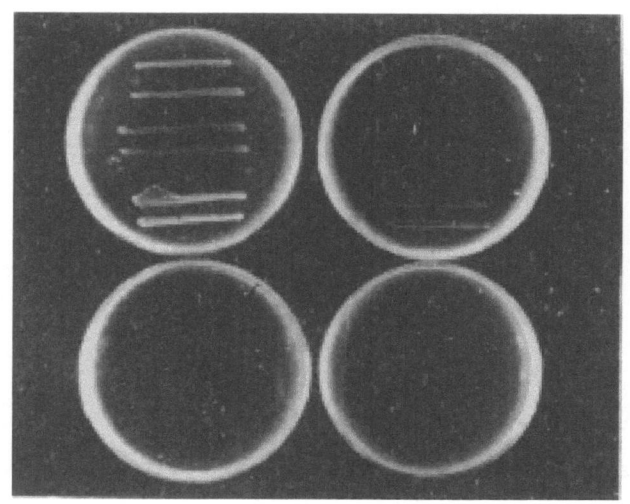 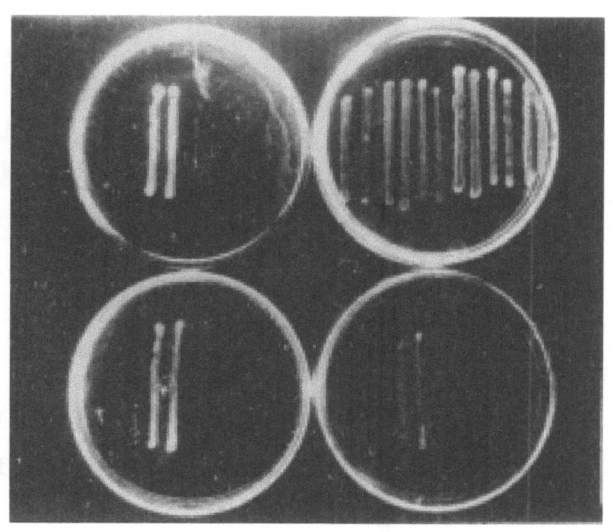

A b b i l d u n g 2
Wirkung der flüchtigen Hemmstoffe aus Tropaeolum maius (Blattbrei) auf Bac.subtilis (die unteren zwei Impfstriche), Escherichia coli (die mittleren zwei Impfstriche) und Staphylococcus aureus (die oberen zwei Querstriche). Oben links: Kontrolle. - Oben rechts: begast von 0,1 g Blattbrei. - Unten links: begast von 0,2 g Blattbrei. - Unten rechts: begast von 0,5 g Blattbrei. Normale Entwicklung in der Kontrolle. Starke Hemmung bei 0,1g (nur Bac.subtilis zeigt noch Wachstum). Völlige Bakteriostase bei 0,2 und 0,5 g.

A b b i l d u n g 3
Wirkung der flüchtigen Hemmstoffe aus Tropaeolum maius (Blattbrei) auf (von unten nach oben je zwei Querstriche) Salm.typhi (Typhus), E-Ruhr, Paratyphus B, B.subt., St.aureus, Esch.coli. - Oben links: Kontrolle. - Unten links: begast mit 0,2 g Blattbrei. - Unten rechts: begast mit 0,4 g Blattbrei. - Oben rechts: begast mit 0,6 g Blattbrei. Nur der hier verwandte Stamm von Paratyphus B spricht nicht an.

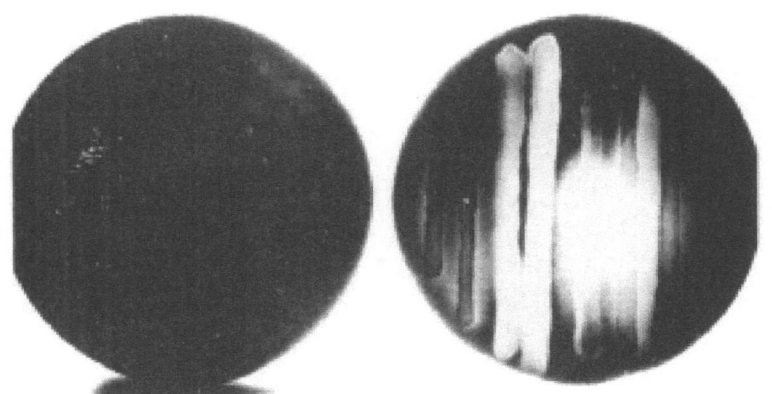

Abbildung 4

Wirkung der flüchtigen Hemmstoffe aus Tropaeolum maius (Blattbrei) auf (von links nach rechts je zwei Impfstriche) Staph.aureus, Streptokokken, Pneumokokken (I), Coli Nr. 14 Wpt bei Züchtung auf Blutagar. - Links: Kontrolle. - Rechts: begast mit 0,6 g Blattbrei.

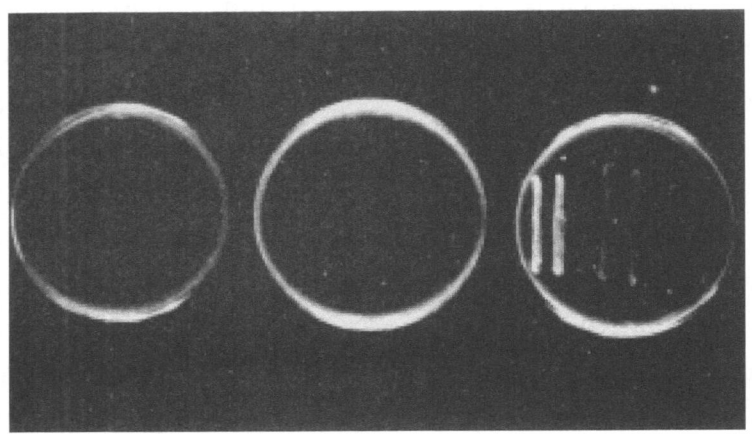

Abbildung 5

Nachweis des Gehalts von Urin an flüchtigen Hemmstoffen nach Aufnahme von 50 g Tropaeolum-Salat per os. Austestung durch Begasung von (von links nach rechts je zwei Impfstriche) Staph.aureus, Escherichia coli und Bac.subtilis in abgeschlossenem Raum mit 30 cm^3 Urin. Links: begast mit Urin vor Versuchsbeginn. - Mitte: begast mit Urin, der 5 Stunden nach Versuchsbeginn abgegeben wurde. - Rechts: begast mit Urin, der 7 Stunden nach Versuchsbeginn abgegeben wurde. Völlige Bakteriostase durch flüchtige Antibiotika, die der Urin abgibt.

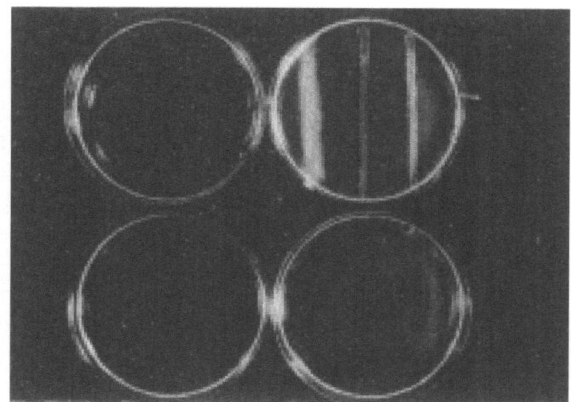

Abbildung 6

Nachweis der Körperpassage der flüchtigen Hemmstoffe aus Tropaeolum maius bei Aufnahme von 20 g Preßrückstand des Blattbreies per os. Vor und nach Versuchsbeginn abgegebener Urin wurde gegen (von links nach rechts je ein Impfstrich) Bac.subtilis, Escherichia coli und Staph.aureus auf seinen Gehalt an flüchtigen Hemmstoffen ausgetestet. Rechts oben: begast mit Urin, der vor Versuchsbeginn abgegeben wurde. - Links oben: begast mit Urin, der zwei Stunden nach Versuchsbeginn abgegeben wurde. - Links unten: begast mit Urin, der 3 3/4 Stunden nach Versuchsbeginn abgegeben wurde. - Rechts unten: Begast mit Urin, der 7 Stunden nach Versuchsbeginn abgegeben wurde (vgl. Tab. 12).

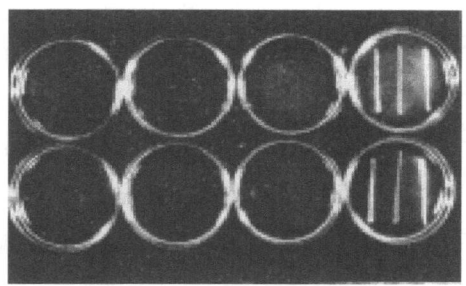

Abbildung 7

Der Gehalt des Urins an flüchtigen Hemmstoffen nach Aufnahme von 6 Dragées des Präparates Wiwi 192. Ausgetestet durch Bedampfen von (von links nach rechts) je einen Impfstrich von Staph.aur., Esch.coli und Bac.subtilis. - Die übereinanderstehenden Schalen der oberen und unteren Reihe geben jeweils die beiden Parallelteste wieder. - Von links nach rechts: Kontrolle, Urin, der 3 Stunden, Urin, der 6 Stunden, und Urin, der 8,5 Stunden nach Versuchsbeginn abgegeben wurde. - Völlige Bakteriostase durch die flüchtigen Antibiotika aus allen drei Urinfraktionen (vgl. Tab. 15).

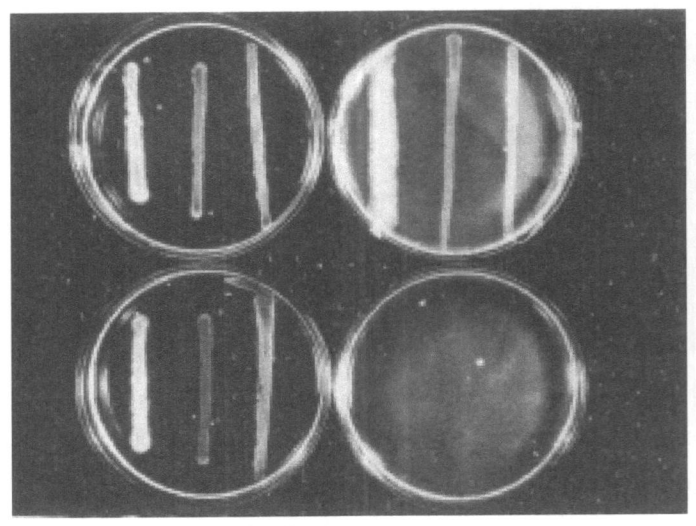

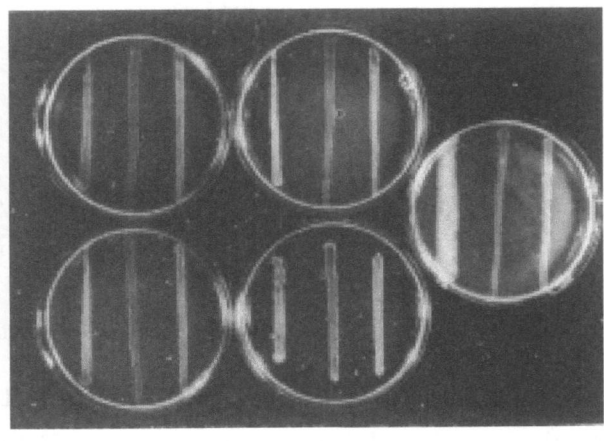

Abbildung 9

Abbildung 8
Weitgehende Inaktivierung der flüchtigen Hemmstoffe aus Tropaeolum maius in vivo durch gleichzeitigen Verzehr von 50 g Blättern mit 16,7 cm³ absolutem Alkohol. Austestung wie in Abb.7. - Begast mit Urin (oben links), der vor Versuchsbeginn, der 2 Stunden nach Versuchsbeginn (oben rechts), 6 3/4 Stunden (unten links) und 9 1/2 Stunden (unten rechts) nach Versuchsbeginn abgegeben wurde. Aktiv ist also im Gegensatz zu allen Versuchen, bei denen allein die Blätter in diesen Mengen gegessen werden, nur die nach 2 Stunden abgegebene Fraktion (vgl. Tab. 19).

Abbildung 9:
"Inaktivierung" der flüchtigen Hemmstoffe aus Tropaeolum maius in vivo durch Aufnahme von 50 cm³ Alkohol absolut. drei Stunden nach Verzehr von 50 g Tropaeolum-Salat. Vor und nach Versuchsbeginn abgegebene Urinfraktionen wurden gegen (von oben nach unten je ein Impfstrich) Staph.aureus, Esch.coli und Bac.subt. auf ihren Gehalt an flüchtigen Hemmstoffen geprüft. Begast mit Urin, der vor Versuchsbeginn (Mitte oben), 2 Stunden (Mitte links), 3 Stunden (unten links), 5 1/4 (unten rechts) und 8 Stunden (Mitte rechts) nach Versuchsbeginn abgegeben wurde. Nur die nach 3 Stunden abgegebene Fraktion (unten links) zeigt einen sehr schwachen Gehalt an flüchtigen Hemmstoffen. Die erfahrungsgemäß bei dieser Versuchsperson nach etwa 3 Stunden beginnende Ausscheidung der Hemmstoffe in den Urin wird aber infolge des Alkoholgenusses zu diesem Zeitpunkt inhibiert (vgl. Tab. 20).

Tabelle 1

"Inaktivierung" des Hemmstoffes aus Tropaeolum maius durch Gummiringverschluß bzw. eingelegte Gummistücke

Testdauer in Std.	Gummiverschluß 0,3 g Blattbrei			Tesafilmverschluß 0,3 g Blattbrei			Tesafilmverschluß 0,3 g Blattbrei und 1 Gummistück			Tesafilmverschluß 0,3 g Blattbrei und 3 Gummistücke			Kontrolle
	18	24	48	18	24	48	18	24	48	18	24	48	
Bac.subt.	-	-	++	-	-	++	-	-	+++	-	+	+++	++++
Esch.coli	+	+	+++	-	-	+++	+	+	++++	+++	++++	++++	++++
Staph.aur.	-	-	++++	-	-	++++	+	+	++++	+++	+++	++++	++++

Anmerkung: - = kein Wachstum. + bis ++++ = schwaches bis normales Wachstum. Diese Zeichen gelten für die Tabellen 1 - 25.

Tabelle 2

"Inaktivierung" des Antibiotikum aus Lepidium sativum durch Gummiringverschluß bzw. eingelegte Gummistücke

Testdauer in Std.	Gummiverschluß 0,3 g Blattbrei			Tesafilmverschluß 0,3 g Blattbrei			Tesafilmverschluß 0,3 g Blattbrei und 1 Gummistück			Tesafilmverschluß 0,3 g Blattbrei und 3 Gummistücke			Kontrolle
	18	24	48	18	24	48	18	24	48	18	24	48	
Bac.subt.	-	+	++	-	-	+	-	+	++	+	++	+++	++++
Esch.coli	+	+++	++++	+	+++	+++	+++	++++	++++	++++	++++	++++	++++
Staph.aur.	-	-	++	-	-	+	-	+	++	++	+++	+++	++++

T a b e l l e 3

Wirkung steigender Mengen von Tropaeolum-Blattbrei auf drei Testbakterien

	Menge des Tropaeolum-Blattbreies in g je Schale von 220 ccm												Kontrolle
	0,1			0,2			0,3			0,4			
Testdauer in Std.	24	48	72	24	48	72	24	48	72	24	48	72	
Bac.subt.	++	++++	++++	+	++++	++++	+	++++	++++	-	+++	++++	++++
Esch.coli	+++	++++	++++	+	++++	++	+	++	++	-	++	++	++++
Staph.aur.	+++	+++	+++	+	+++	++++	+	+++	++++	-	++	+++	++++
	0,5			0,7			0,8			0,9			
Testdauer in Std.	24	48	72	24	48	72	24	48	72	24	48	72	
Bac.subt.	-	+++	++++	-	+++	++++	-	+++	++++	-	+	++	++++
Esch.coli	-	+	+	-	+	+	-	+	+++	-	-	+	++++
Staph.aur.	-	++	+++	-	++	+++	-	++	+++	-	+	++	++++
	1,0			2,0			5,0			10,0			
Testdauer in Std.	24	48	72	24	48	72	24	48	72	24	48	72	
Bac.subt.	-	++	+++	-	-	-	-	-	-	-	-	-	++++
Esch.coli	-	-	+	-	-	-	-	-	-	-	-	-	++++
Staph.aur.	+	++	+++	-	-	-	-	-	-	-	-	-	++++

Tabelle 4

Beeinflussung der drei Testbakterien durch steigende Mengen Blatt - bzw. Stengelbrei von Lepidium sativum

Blattbrei in g

Testdauer in Std.	0,1			0,2			0,4			0,6			1,0			Kontrolle
	18	24	48	18	24	48	18	24	48	18	24	48	18	24	48	
Bac.subt.	-	+	++++	-	-	++	-	-	+++	-	-	-	-	-	-	++++
Esch.coli	++	++++	++++	++	++++	++++	++	+++	++++	+	++	++++	+	++	+++	++++
Staph.aur.	-	+	+++	+	++	+++	-	++	++	-	+	++	-	-	-	++++

Stengelbrei in g

Testdauer in Std.	0,2			0,5			1,0			Kontrolle
	18	24	48	18	24	48	18	24	48	
Bac subt.	-	-	++	-	-	-	-	-	-	++++
Esch.coli	+++	+++	++++	+	++	++++	+	+++	++++	++++
Staph.aur.	+	++++	++++	-	-	++	-	+	++	++++

Tabelle 5

Wirkung steigender Mengen Blattbrei von Lepidium sativum auf drei Testbakterien

Mengen Blattbrei in g

Testdauer in Std.	0,1			0,2			0,3			0,4			Kontrolle
	14	24	38	14	24	38	14	24	38	14	24	38	
Bac.subt.	+	++	++++	+	+	++++	+	+	++++	+	+	+++	++++
Esch.coli	+	+++	++++	+	++	++++	+	++	++++	–	+	++++	++++
Staph.aur.	+	++	++++	–	+	++++	+	+	+++	–	+	+++	++++

Testdauer in Std.	0,5			0,6			0,7			0,8			
	14	24	38	14	24	38	14	24	38	14	24	38	
Bac.subt.	+	+	+++	–	+	+++	+	+	+++	–	+	+++	++++
Esch.coli	–	+	+++	–	+	++	+	+	+++	–	+	+++	++++
Staph.aur.	–	+	++	–	+	++	+	+	+++	–	+	+++	++++

Testdauer in Std.	0,9			1,0			2,0						
	14	24	38	14	24	38	14	24	38				
Bac.subt.	–	++	++	–	–	+	–	–	+				++++
Esch.coli	–	+	++	–	–	++	–	–	++				++++
Staph.aur.	–	+	++	–	+	++	–	–	+				++++

Tabelle 6

Testbakterien	Testmenge g	Nährboden	Wachstum n. 24 Std. Trop. maj.	Lep. sativ.
Staphylococcus aureus SG 511	0,5	Bl.	-	?
Staphylococcus aureus Nr. 1252	0,5	Bl.	-	?
" " " 3	0,5	Bl.	-	?
" " Fl.	0,6	Bl.	-	?
Staphylococcus " Nr. 4	0,5	Bl.	-	+++
" " " 5	0,5	Bl.	-	+++
" " " 6	0,5	Bl.	-	+++
Streptococcus faecalis Nr. 1	0,5	Bl.	++	++
" " " 2	0,5	Bl.	-	++
" " " 3	0,5	Bl.	++	+++
" pyogenes " 1	0,5	Bl.	+	?
" " " 2	0,5	Bl.	+	?
" " " 3	0,5	Bl.	-	-
" " " 4	0,5	Bl.	-	++
" " " 5 (vergrünend)	0,5	Bl.	-	++++
Streptococcus Wa.(Elberfeld)	0,6	Bl.	-	?
Escherichia coli Nr. 1	0,5	Bl.	-	?
" " " 2	0,5	Bl.	+++	?
" " " 3	0,5	Bl.	-	?
" " " 4	0,3	P	++++	++++
" " " 5	0,3	P	++++	++++
" " " 6	0,3	P	++++	++++
" " " 14	0,6	Bl.	-	?
Bacterium pyocyaneum Nr. 1	0,5	Bl.	+	?
" " " 2	0,3	P	++++	++++
" " " 3	0,3	P	++++	++++
" " " 4	0,3	P	++++	++++
Proteus vulgaris Nr. 1	0,5	Bl.	+++(So)	?
" " " 2	0,3	P	++ (So)	++ (So)
" mirabilis	0,3	P	++++	++++
Corynebacterium diphteriae gravis	0,5	Bl.	+	?
" " mitis	0,5	Bl.	+	?
Listeria	0,5	Bl.	++	?
Bacterium paratyphi B Nr. 1	0,5	Bl.	-	?
" " " 2	0,5	Bl.	-	?
" " Bo II (Elberfeld)	0,6	P	++++	?
Shigella Sonnei (Rasse E) Nr. 1	0,5	Bl.	-	?
" " " " 2	0,6	P	-	?
" ambigua (Schmitz)	0,5	Bl.	-	?
Bacterium typhi (Röd.)	0,6	P	-	?
Pasteurella	0,5	Bl.	-	?
Diplococcus pneumoniae (I Elberfeld)	0,6	Bl.	-	?

Anmerkung: Bl. = Blutagar P = Peptonagar So = Fehlende Schwarmbildung
Erklärung der Tabelle s.S.50 ff.

Tabelle 7

Gehalt des öligen Ätherextraktes aus dem Destillat, des wässrigen, ätherextrahierten Destillates und des Destillationsrückstandes (s. Text) nach Wasserdampfdestillation von Tropaeolum maius

Testdauer in Std.	Ätherextrakt aus Destillat (Öltropfen + 0,3 ccm Alk. abs.)					ätherextrahiertes Dest. 1,0 ccm	Blattpreßrückstand von destillierten Blättern 0,3 g			Kontrolle
	16	24	48	74	168	16	16	24	48	
Esch.coli	-	-	-	-	-	++++	++	+++	++++	++++
Staph.aur.	-	-	-	-	-	++++	++	++++	++++	++++

Tabelle 8

Stabilität von Tropaeolum-Blattbrei nach Aufbewahrung bei 3° C mit und ohne 25 % Alkohol

Testdauer in Std.	frischer Blattbrei 0,75 g.			Alk. abs. 0,25 ccm		21 Stunden Kühlraumaufenthalt								Kontrolle
						0,75 g Trop.brei				1,0 g Trop.brei mit 25% Alkohol				
	19	24	72	19	67	19	28	40	67	19	28	40	67	
Bac.subt.	-	-	++++	++	++	+	++	+++	++++	-	-	-	+	++++
Esch.coli	-	-	+	++++	++++	+++	++++	++++	++++	-	-	+	++	++++
Staph.aur.	-	-	+++	++	+++	+	++	+++	++++	-	-	-	++	++++

Tabelle 8 (Fortsetzung)

	71 Stunden Kühlraumaufenthalt			144 Stunden Kühlraumaufenthalt			216 Stunden Kühlraumaufenthalt			Kon-trolle
	0,75 g Trop.brei	1,0 g Trop.brei mit 25% Alkohol		0,75 g Trop.brei	1,0 g Trop.brei mit 25% A. a.		0,75 g Trop.brei	1,0 g Trop.brei mit 25% A. a.		
Testdauer in Std.	19 67	19 67	90	19	19	67	19	19	92	
Bac.subt.	++ ++++	–	++	+++	–	–	++++	–	++	++++
Esch.coli	++++ ++++	–	+	++++	–	+	++++	–	+	++++
Staph.aur.	+++ +++	–	+	+++	–	–	++++	–	+	++++

Tabelle 9

Wirkung wechselnder Mengen Alkohol und Tropaeolum-Blattbrei (einzeln und im Gemisch) auf drei Testbakterien

	Trop.saft in g + Alk. abs. in %		Trop.saft in g		Alk. abs. in ccm		Kontrolle
	0,8 20	0,7 30	0,8	0,7	0,2	0,3	
Testdauer in Std.	21	21	21	21	21	21	21
Bac.subt.	++	++	+++	+++	+++	+++	++++
Esch.coli	++	++	++++	++++	++++	++++	++++
Staph.aur.	+	+	+++	+++	++++	+++	++++

Tabelle 10

Stabilität von Tropaeolum-Blattbrei bei Zugabe wechselnder Mengen Milchsäure

Gemische mit Milchsäure angesetzt am: 26. 9.52
I. getestet am: 8.10.52
II. getestet am: 9.12.52

a) Menge der Milchsäure in ccm je 40 g Blattbrei; b) Menge des getesteten Gemisches in g

Testdauer in Std.	a) 20 b) 0,45 pH = 2,3			a) 15 b) 0,41 pH = 2,5			a) 12,5 b) 0,39 pH = 3,2			a) 10 b) 0,38 pH = 3,5			a) 7,5 b) 0,36 pH = 3,7			Kontrolle
	18	24	48	18	24	48	18	24	48	18	24	48	18	24	48	
I. Bac.subt.	-	-	++	-	-	+++	-	-	+	-	-	++	-	-	++	++++
Esch.coli	-	-	-	-	++	++	-	-	-	-	-	-	-	-	++	++++
Staph.aur.	-	-	++	-	++	++	-	-	+	-	-	++	-	-	++	++++
II. Bac.subt.	+	+	+++	-	+	+++	+	+	+++	+	+	+++	-	++	+++	++++
Esch.coli	+	++	+++	+	++	++	+	++	+++	++	++	+++	-	++	+++	++++
Staph.aur.	++	++	+++	++	++	++	+	+++	++++	++	++	+++	-	++	+++	++++

Testdauer in Std.	a) 5 b) 0,34 pH = 3,8			a) 2 b) 0,32 pH = 4,1			a) 1 b) 0,31 pH = 4,2			a) 0,3 g grüne Blätter			Kontrolle
	18	24	48	18	24	48	18	24	48	18	24	48	
I. Bac.subt.	-	-	+	-	-	++	-	-	+++	-	-	+	++++
Esch.coli	-	-	+	-	-	+	-	-	++	-	-	++	++++
Staph.aur.	-	-	++	-	-	++	-	-	++	-	-	+++	++++
II. Bac.subt.	-	+	++	-	-	++	-	+++	++++	-	-	+	++++
Esch.coli	+	+	++	-	+	+++	-	+++	++++	-	-	++	++++
Staph.aur.	+	++	+++	+	++	+++	-	++++	++++	-	-	+++	++++

Forschungsberichte des Wirtschafts- und Verkehrsministeriums Nordrhein-Westfalen

T a b e l l e 11

Gehalt des Urins an flüchtigen Hemmstoffen nach Aufnahme von 50 g Tropaeolumsalat per os

Zeitdauer in Std. zwischen Aufnahme von Tropaeolumsalat und Urinausscheidung															
2,75			4			5			9					15	Kontrolle
Testdauer in Std.															
20	44	64	20	44	64	24	45	70	24	45	70	98	122	24	
Bac.subt. –	–	++++	–	+++	++++	–	+	++++	–	–	+	++	++++	++++	++++
Esch.coli –	–	++++	–	++	+++	–	+	+++	–	–	+	+	++++	++++	++++
Staph.aur. –	–	++++	–	+	++	–	–	++	–	–	+	++	++++	++++	++++

Wirksamkeit der obenstehenden Urinproben, nachdem der Urin vor Beginn der Teste 96 Std. bei 12° C gestanden hat

17	24	40	17	17	24	40	49	65	96	Kontrolle
Testdauer in Std.										
Bac.subt. +	++	+++	++++	++++	–	–	++	++	++	++++
Esch.coli +++	++++	++++	++++	++++	–	–	–	–	++++	++++
Staph.aur. –	++	++++	++++	++++	–	–	–	+	++	++++

T a b e l l e 12

Gehalt des Urins an flüchtigen Hemmstoffen nach Aufnahme wechselnder Mengen von Preßrückständen von Tropaeolum-Blattbrei

5 g Preßrückstand			10 g Preßrückstand			20 g Preßrückstand		0,3 g Blatt-preßrückstand	Kontrolle
Von Versuchsbeginn bis Urinabgabe in Std.									
3,5	8,5	11	4,5	9	12	2	3,75		
Testdauer in Std.									
18	18 24 48	18	24 48	24 48	24	18 48	18 48	18 24 48	
Bac.subt ++++	– – +++	++	– –	++ +++	++++	+ –	+ ++	– – ++	++++
Esch.coli ++++	– – +++	+++	– –	+++ ++++	++++	– –	– ++	– – +++	++++
Staph.aur. ++++	– + ++++	++++	– –	++++ ++++	++++	– +	– ++	– – +++	++++

Tabelle 13

Gehalt des Urins an flüchtigen Hemmstoffen nach Aufnahme wechselnder Mengen von Preßrückständen von Tropaeolum-Blüten

Von Versuchsbeginn bis Urinabgabe i.Std.	5 g Blütenpreßrückstand										5 g Blütenpreßrückstand									Kontrolle
	1		4				2,25				5,5			8					
Testdauer in Std.	17	25	53	17	25	53	18	24	48	18	24	48	18	24	48					
Bac.subt.	+	+	+	+	+	+	–	–	–	–	–	–	–	–	+					++++
Esch.coli	+++	+++	++++	+	+	+	–	–	++	–	–	+	–	–	++					++++
Staph.aur.	+++	++	++	+	+	+	–	–	++	–	–	++	–	–	++					++++

Von Versuchsbeginn bis Urinabgabe i.Std.	5 g Blütenpreßrückstand		2,5 g Blütenpreßrückstand						0,3 g Blütenpreßrückstand			Kontrolle
	22		1,5		3		6	8				
Testdauer in Std.	25	52	76	19	19	24	24	24	18	48	72	
Bac.subt.	–	–	+	++++	+	+	++++	++++	–	–	–	++++
Esch.coli	–	–	++	++++	+	+	++++	++++	–	–	–	++++
Staph.aur.	+	+	++++	++++	+	+	++++	++++	–	–	–	++++

Forschungsberichte des Wirtschafts- und Verkehrsministeriums Nordrhein-Westfalen

T a b e l l e   14

Gehalt des Urins an flüchtigen Hemmstoffen nach Aufnahme verschiedener Mengen des Präparates Trop.53

per os aufgenommene Menge des Präparates Trop.53 in g

0,7 g / 1,4 g

Von Versuchsbeginn bis Urinabgabe in Std.	4,5			6,5			10		Kontrolle	2			6			8		9		Kontrolle
Testdauer in Std.	18	24	48	18	24	48	18	24		18	24	48	18	24	48	18	24	18	24	
Bac.subt.	+	++++	++++	+++	++++	++++	++++	++++	++++	–	–	++	–	–	+	–	–	–	–	++++
Esch.coli	++	++++	++++	++++	++++	++++	++++	++++	++++	–	–	++	–	–	++	+	–	–	–	++++
Staph.aur.	++	++++	++++	+++	++++	+++	++++	++++	++++	–	–	+++	–	–	+	+	+	–	+	++++

3,5 g

Von Versuchsbeginn bis Urinabgabe in Std.	2,5			4,5			7,5			8			12,5			Kontrolle
Testdauer in Std.	18	24	48	18	24	48	18	24	48	18	24	48	18	24	48	
Bac.subt.	–	–	–	–	–	–	–	–	–	–	–	–	–	–	+	++++
Esch.coli	–	–	–	–	–	–	–	–	–	–	–	–	–	–	–	++++
Staph.aur.	–	–	–	–	–	–	–	–	–	–	–	–	–	–	+	++++

Tabelle 15

Abgabe flüchtiger Hemmstoffe aus dem Urin nach Aufnahme verschiedener Mengen Dragées von Wiwi 192

Std. zwischen Dragée-aufnahme u. Urinabgabe	\multicolumn{8}{c	}{4 Dragées}	Kontrolle
	2,5		5		8,5		10	
Testdauer in Std.	18	24	48	24	48	18	24	48	18	24	48	18	
Bac.subt.	++	++	++	++	++	+	+	+++	++++	++++	++++
Esch.coli	++	++	++	+++	+++	++	++	++++	++++	++++	++++
Staph.aur.	+++	+++	+++	++++	++++	++	++	++++	++++	++++	++++

Std. zwischen Dragée-aufnahme u. Urinabgabe	\multicolumn{9}{c	}{6 Dragées}	\multicolumn{6}{c	}{8 Dragées}	Kontrolle
	3		6		8,5		2	5,5	7	9	
Testdauer in Std.	18	24	48	18	24	48	18	24	48	18	18	18	18	
Bac.subt.	+	+	+	–	–	–	–	–	–	–	–	–	–	++++
Esch.coli	+	+	+	–	–	–	–	–	–	–	–	–	+	++++
Staph.aur.	+	++	++	–	–	+	+	+	+	–	–	–	–	++++

Seite 54

Forschungsberichte des Wirtschafts- und Verkehrsministeriums Nordrhein-Westfalen

T a b e l l e 16

Die Abgabe flüchtiger Hemmstoffe durch Urin, der 1 bis 9 Stunden nach Aufnahme von 50 g bzw. 25 g Lepidiumsalat ausgeschieden wurde

Versuch I

	\multicolumn{15}{c}{Stunden zwischen Aufnahme von 50 g Lepidiumsalat und Urinabgabe}		
	1			3			5			8			9			0,3 g Lep.	Kontrolle
Testdauer in Std.	18	24	48	18	24	48	18	24	48	18	24	48	18	24	48	18	18
Bac.subt.	–	–	+	–	–	–	–	++	+++	–	+++	++++	–	++	++++	–	++++
Esch.coli	+	+	+++	–	–	–	+	++	++++	+++	++++	++++	++	++++	++++	++	++++
Staph.aur.	+	+	++	–	–	–	+	++	++++	++++	++++	++++	+++	+++	++++	–	++++

Versuch II

	\multicolumn{10}{c}{Stunden zwischen Aufnahme von 25 g Lepidiumsalat und Urinabgabe}		
	1,5		3,5		5,5		9		0,3 g Lep.		Kontrolle
Testdauer in Std.	18	24	18	24	18	24	18	24	18	24	18
Bac.subt.	+++	+++	++	++	++	++	–	–	–	–	++++
Esch.coli	++++	++++	+++	++++	++	++++	–	++	++	+++	++++
Staph.aur.	++++	++++	+++	++++	++	++++	–	–	++	++	++++

T a b e l l e 17

Gehalt des Urins an flüchtigen Hemmstoffen nach Aufnahme wechselnder Mengen des Präparates Lep. 53 per os

	\multicolumn{14}{c}{per os aufgenommene Menge des Präparates Lep. 53 in g}	
	1		2			4,5			7			9,5			Kontrolle
Von Versuchsbeginn bis Urinabgabe in Std.	3	8													
Testdauer in Std.	18	18	18	24	48	18	24	48	18	24	48	18	24	48	48
Bac.subt.	+	+++	–	–	–	–	–	–	–	–	–	++	++	++	++++
Esch.coli	+++	+++	–	–	–	–	–	+	–	–	+	++	++	++	++++
Staph.aur.	++	+++	–	–	–	–	–	–	–	–	–	++	++	++	++++

Seite 55

Tabelle 17 (Fortsetzung)

	per os aufgenommene Menge des Präparates Lep. 53 in g																			
	2,5			3			5			7,5			12	2	5,5			8			Kontrolle
Von Versuchsbeginn bis Urinabgabe in Std.																					
Testdauer in Std.	18	24	48	18	24	48	18	24	48	18	24	48	18	18	18	24	48	18	24	48	
Bac.subt.	++	+++	+++	–	–	++	–	–	+	–	+	–	++++	++++	+	+	+	+	+	+	++++
Esch.coli	++++	++++	++++	–	+	–	+	+	–	+	+	–	++++	++++	++	++	++	++	++	++	++++
Staph.aur.	++++	++++	++++	–	+	–	–	+	–	–	–	–	++++	++++	++	++	++	+	+	+	++++

Tabelle 18

"Inaktivierung" der flüchtigen Hemmstoffe aus Tropaeolum maius (gemessen an der Aktivität des Urins) bei Aufnahme von 50 bzw. 20 ccm eines Extraktes aus 80 g Tropaeolumblättern mit 100 ccm Alkohol abs. per os

	Alkoholextrakt aus Tropaeolum maius, per os aufgenommen								0,25 ccm Alkoholextrakt			0,1 g frischer Blattbrei			0,15 ccm Alk. abs.	Kontrolle
	50 ccm					20 ccm											
	0,5	2,5	5	8,5	2,75	5,25	7,5	12									
Von Versuchsbeginn bis Urinabgabe in Std.																	
Testdauer in Std.	18	18	18	18	18	18	18	12	18	24	48	18	24	48	18		
Esch.coli	++++	++++	++++	++++	++++	++++	++++	++++	–	+	++	–	–	+++	++++	++++	
Staph.aur.	++++	++++	++++	++++	++++	++++	++++	++++	–	–	+	–	–	++	++++	++++	

Tabelle 19

"Inaktivierung" der Hemmstoffe von Tropaeolum maius (gemessen an der Aktivität des Urins) durch gleichzeitige Aufnahme von 50 g Tropaeolumsalat und 16,7 ccm Alkohol bei zwei Versuchspersonen

	50 g Blattbrei und 25 % Alkohol		50 g Blattbrei und 25 % Alkohol				
Von Versuchsbeginn bis Urinabgabe in Std.	3,5	9,25	2		6,75	9,5	Kontrolle
Testdauer in Std.	18	18	18	48	18	18	
Bac.subt.	++++	++++	−	++	++++	++++	++++
Esch.coli	++++	++++	−	+++	+++	++++	++++
Staph.aur. . . .	++++	++++	−	+++	++++	++++	++++

Tabelle 20

"Inaktivierung" der Hemmstoffe von Tropaeolum maius (gemessen an der Aktivität des Urins) durch Aufnahme von 40 g Alkohol 3 Stunden nach Verzehr von 50 g Tropaeolum-Blättern

Von Versuchsbeginn bis Urinabgabe in Std.	2	3	5,25	8	Kontrolle
Testdauer in Std.	18	18	18	18	
Bac.subt.	++++	+++	++++	++++	++++
Esch.coli	++++	++++	++++	++++	++++
Staph.aur. . . .	++++	+++	++++	++++	++++

Tabelle 21

"Inaktivierung" der flüchtigen Hemmstoffe aus Tropaeolum maius (gemessen an der Aktivität des Urins) durch Aufnahme von 120 ccm 40%igem Kirschlikör 4 Stunden nach Verzehr von 40 g Tropaeolumsalat

Von Versuchsbeginn bis Urinabgabe in Std.	2	4	6	10	Kontrolle
Testdauer in Std.	18	18	24	18	18
Bac.subt.	+++	−	−	++++	++++	++++
Esch.coli	++++	+	+	++++	++++	++++
Staph.aur. . . .	++++	+	+	++++	++++	++++

Forschungsberichte des Wirtschafts- und Verkehrsministeriums Nordrhein-Westfalen

Tabelle 22

Körperpassage der flüchtigen Hemmstoffe aus Tropaeolum maius bei gleichzeitiger Aufnahme von Zitronensäure, Milchsäure, Glukose, Saccharose und Öl

	a) 20 g Trop.-Blattbrei + 4% Zitronensäure				b) 20 g Trop.-Blattbrei + Milchsäure ($p_H = 2{,}5$)			c) b* + 10 g Glukose + 10 g Saccharose		d) 50 g Trop.-Blattbrei + 25% Öl (frisch)			Kontrolle
Von Versuchsbeginn bis Urinabgabe in Stunden	1,75	4,25	7	9	1,5	6,25	8,75	2,5	5	3	6	8,5	14
Testdauer in Stunden	18	18	18	18	18	18	18	18	18	18	18	18	18
Bac.subt.	–	–	+++	++++	++	++	++++	–	++	+	–	++	++++
Esch.coli	–	–	+++	++++	++	++	++++	–	++++	++	+	++++	++++
Staph.aur.	–	–	++++	++++	++	++	+++	–	+++	+++	++	+++	++++

b* = 20 g Trop.-Blattbrei + Milchsäure

Tabelle 23

Gehalt des Urins an flüchtigen Hemmstoffen nach Aufnahme von 37 g Lepidium sativum-Blattbrei und -Stengeln (c) und anschließender Alkoholaufnahme (70 cm³ 38%iger Alkohol) (a + b)

	1. Versuchsperson a						2. Versuchsperson b					Kontrolle
Urinabgabe nach Versuchsbeginn in Std.	1	2	3	6,5	9,5	24	2	5	8	18	24	
Testdauer i. Std.	18	18	18	18	18	24	18	18	24	18	24	
Bac.subt.	++++	++++	++++	+	++	+	–	–	–	–	–	++++
Esch.coli	++++	++++	++++	++	++	+++	–	–	–	–	–	++++
Staph.aur.	++++	++++	++++	++	++	+++	–	–	+	–	–	++++

Forschungsberichte des Wirtschafts- und Verkehrsministeriums Nordrhein-Westfalen

Tabelle 23 (Fortsetzung)

Urinabgabe nach Versuchsbeginn in Std.	3. Versuchsperson c								0,3 g Lep. sat. Blatt- und Stengelbrei		Kontrolle
	3		5,5		8,5		10		18	42	
Testdauer i. Std.	18	24	18	24	18	24	18	24	18	42	
Bac.subt.	+	+	–	–	+	+	++++	++++	–	–	++++
Esch.coli	+	++	–	+	+	+	+++	++++	+	++	++++
Staph.aur. . . .	+	++	+	+	+	++	++++	++++	+	+	++++

Tabelle 24

Inaktivität von 21 Tage alten Lepidium sativum-Pflanzen

	Lepidium sativum-Blattbrei in g										Kontrolle
	0,1	0,2	0,3	0,4	0,5	0,6	0,7	0,8	0,9	1,0	
Testdauer in Std.	24	24	24	24	24	24	24	24	24	24	
Bac.subt.	++++	++++	++++	++++	++++	++++	+++	++++	+++	+++	++++
Esch.coli	++++	++++	++++	++++	++++	++++	++++	++++	++++	++++	++++
Staph.aur.	++++	++++	++++	++++	++++	++++	++++	++++	++++	+++	++++

Tabelle 25

Unterschiedliche Aktivität verschiedener Organe junger und blühender Pflanzen von Tropaeolum maius und Anreicherung der Hemmstoffe im Preßrückstand des Blattes bzw. der Blüten

Testdauer in Std.	0,3 g Blattbrei von blühenden Pflanzen		0,3 g Blattbrei von 32 Tage alten Pflanzen		0,3 cm³ Blattsaft von 32 Tage alten Pflanzen		0,3 g Preßrückstand von 32 Tage alten Pflanzen		0,3 g Blütenbrei		Kontrolle
	24	48	24	48	24	48	24	48	24	48	
Bac.subt.	–	++	++	++++	++	++++	–	++	–	+++	++++
Esch.coli	–	++	++++	++++	++++	++++	+++	++++	–	+++	++++
Staph.aur.	–	+++	++	++++	++++	++++	++	+++	–	++	++++

Testdauer in Std.	0,3 cm³ Blütensaft		0,3 g Blüten preßrückstand		0,3 g Wurzelbrei von blühenden Pflanzen		0,3 g Wurzelbrei von 32 Tage alten Pflanzen		Kontrolle
	24	48	24	48	24	48	24	48	
Bac.subt.	++	++++	–	–	–	+	++	++++	++++
Esch.coli	+	++++	–	–	–	–	+++	++++	++++
Staph.aur.	+	++++	–	–	–	+	+++	++++	++++

Literaturverzeichnis

ABRAHAM, E. P.   Antibiotics, Oxford Medic. Publ. 1949.

ABRAHAM, E. P.   Brit. Journ. exp. Path. $\underline{26}$, 349, 1945.

ABRAHAM, E. P., D. CALLOW u. K. GILLIVER   Nature $\underline{158}$, 818, 1946.

ROBINSON, H. J. u. O. E. GRAESSLE   Journ. Pharm. $\underline{76}$, 316, 1942.

SCHULZ, O. E. u. R. GMELIN   Ztschr. f. Naturforsch. $\underline{7b}$, 500, 1952.

WEHMER   Die Pflanzenstoffe, Jena 1930.

WINTER, A. G.   Ztschr. f. Pflanzenkrankheiten $\underline{50}$, 326, 1950.

WINTER, A. G.   Phytopatholog. Zeitschr. $\underline{14}$, 204, 1942.

WINTER, A. G.   Archiv f. Mikrobiologie $\underline{14}$, 240, 1949.

WINTER, A. G.   Ebenda $\underline{15}$, 588, 1950 und $\underline{15}$, 42, 1950 und $\underline{16}$, 136, 1951.

WINTER, A. G. u. R. VON RÜMKER   Die Naturwiss. $\underline{37}$, 542, 1950.

WINTER, A. G. u. R. VON RÜMKER   Arch. f. Mikrobiol. $\underline{15}$, 72, 1950.

WINTER, A. G. u. L. WILLEKE   Die Naturw. $\underline{38}$, 262, 1951.

WINTER, A. G. u. L. WILLEKE   Ebenda $\underline{38}$, 354, 1951.

WINTER, A. G. u. L. WILLEKE   Ebenda $\underline{38}$, 457, 1951.

WINTER, A. G. u. L. WILLEKE   Ebenda $\underline{39}$, 45, 1952.

WINTER, A. G. u. L. WILLEKE   Ebenda $\underline{39}$, 236, 1952.

WINTER, A. G. u. L. WILLEKE   Ebenda $\underline{40}$, 167, 1953.

WINTER, A. G. u. L. WILLEKE   Ebenda $\underline{40}$, 1953.

FORSCHUNGSBERICHTE DES WIRTSCHAFTS- UND VERKEHRSMINISTERIUMS NORDRHEIN-WESTFALEN

Herausgegeben von Staatssekretär Prof. Leo Brandt

Heft 1:
Prof. Dr.-Ing. Eugen Flegler, Aachen
Untersuchungen oxydischer Ferromagnet-Werkstoffe

Heft 2:
Prof. Dr. phil. Walter Fuchs, Aachen
Untersuchungen über absatzfreie Teeröle

Heft 3:
Techn.-Wissenschaftl. Büro für die Bastfaserindustrie, Bielefeld
Untersuchungsarbeiten zur Verbesserung des Leinenwebstuhls

Heft 4:
Prof. Dr. E. A. Müller u. Dipl.-Ing. H. Spitzer, Dortmund
Untersuchungen über die Hitzebelastung in Hüttenbetrieben

Heft 5:
Dipl.-Ing. Werner Fister, Aachen
Prüfstand der Turbinenuntersuchungen

Heft 6:
Prof. Dr. phil. Walter Fuchs, Aachen
Untersuchungen über die Zusammensetzung und Verwendbarkeit von Schwelteerfraktionen

Heft 7:
Prof. Dr. phil. Walter Fuchs, Aachen
Untersuchungen über emsländisches Petrolatum

Heft 8:
Maria Elisabeth Meffert und Heinz Stratmann, Essen
Algen-Großkulturen im Sommer 1951

Heft 9:
Techn.-Wissenschaftl. Büro für die Bastfaserindustrie, Bielefeld
Untersuchungen über die zweckmäßige Wicklungsart von Leinengarnkreuzspulen unter Berücksichtigung der Anwendung hoher Geschwindigkeiten des Garnes
Vorversuche für Zetteln und Schären von Leinengarnen auf Hochleistungsmaschinen

Heft 10:
Prof. Dr. Wilhelm Vogel, Köln
„Das Streifenpaar" als neues System zur mechanischen Vergrößerung kleiner Verschiebungen und seine technischen Anwendungsmöglichkeiten

Heft 11:
Laboratorium für Werkzeugmaschinen und Betriebslehre, Technische Hochschule Aachen
1. Untersuchungen über Metallbearbeitung im Fräsvorgang mit Hartmetallwerkzeugen und negativem Spanwinkel
2. Weiterentwicklung des Schleifverfahrens für die Herstellung von Präzisionswerkstücken unter Vermeidung hoher Temperaturen
3. Untersuchung von Oberflächenveredlungsverfahren zur Steigerung der Belastbarkeit hochbeanspruchter Bauteile

Heft 12:
Elektrowärme-Institut, Langenberg (Rhld.)
Induktive Erwärmung mit Netzfrequenz

Heft 13:
Techn.-Wissenschaftl. Büro für die Bastfaserindustrie, Bielefeld
Das Naßspinnen von Bastfasergarnen mit chemischen Zusätzen zum Spinnbad

Heft 14:
Forschungsstelle für Acetylen, Dortmund
Untersuchungen über Aceton als Lösungsmittel für Acetylen

Heft 15:
Wäschereiforschung Krefeld
Trocknen von Wäschestoffen

Heft 16:
Max-Planck-Institut für Kohlenforschung, Mülheim a. d. Ruhr
Arbeiten des MPI für Kohlenforschung

Heft 17:
Ingenieurbüro Herbert Stein, M. Gladbach
Untersuchung der Verzugsvorgänge in den Streckwerken verschiedener Spinnereimaschinen. 1. Bericht: Vergleichende Prüfung mit verschiedenen Dickenmeßgeräten

Heft 18:
Wäschereiforschung Krefeld
Grundlagen zur Erfassung der chemischen Schädigung beim Waschen

Heft 19:
Techn.-Wissenschaftl. Büro für die Bastfaserindustrie, Bielefeld
Die Auswirkung des Schlichtens von Leinengarnketten auf den Verarbeitungswirkungsgrad, sowie die Festigkeits- und Dehnungsverhältnisse der Garne und Gewebe

Heft 20:
Techn.-Wissenschaftl. Büro für die Bastfaserindustrie, Bielefeld
Trocknung von Leinengarnen I
Vorgang und Einwirkung auf die Garnqualität

Heft 21:
Techn.-Wissenschaftl. Büro für die Bastfaserindustrie, Bielefeld
Trocknung von Leinengarnen II
Spulenanordnung und Luftführung beim Trocknen von Kreuzspulen

Heft 22:
Techn.-Wissenschaftl. Büro für die Bastfaserindustrie, Bielefeld
Die Reparaturanfälligkeit von Webstühlen

Heft 23:
Institut für Starkstromtechnik, Aachen
Rechnerische und experimentelle Untersuchungen zur Kenntnis der Metadyne als Umformer von konstanter Spannung auf konstanten Strom

Heft 24:
Institut für Starkstromtechnik, Aachen
Vergleich verschiedener Generator-Metadyne-Schaltungen in bezug auf statisches Verhalten

Heft 25:
Gesellschaft für Kohlentechnik mbH., Dortmund-Eving
Struktur der Steinkohlen und Steinkohlen-Kokse

Heft 26:
Techn.-Wissenschaftl. Büro für die Bastfaserindustrie, Bielefeld
Vergleichende Untersuchungen zweier neuzeitlicher Ungleichmäßigkeitsprüfer für Bänder und Garne hinsichtlich Ihrer Eignung für die Bastfaserspinnerei

Heft 27:
Prof. Dr. E. Schratz, Münster
Untersuchungen zur Rentabilität des Arzneipflanzenanbaues
Römische Kamille, Anthemis nobilis L.

Heft: 28:
Prof. Dr. E. Schratz, Münster
Calendula officinalis L.
Studien zur Ernährung, Blütenfüllung und Rentabilität der Drogengewinnung

Heft 29:
Techn.-Wissenschaftl. Büro für die Bastfaserindustrie, Bielefeld
Die Ausnützung der Leinengarne in Geweben

Heft 30:
Gesellschaft für Kohlentechnik mbH., Dortmund-Eving
Kombinierte Entaschung und Verschwelung von Steinkohle; Aufarbeitung von Steinkohlenschlämmen zu verkokbarer oder verschwelbarer Kohle

Heft 31:
Dipl.-Ing. Störmann, Essen
Messung des Leistungsbedarfs von Doppelsteg-Kettenförderern

Heft 32:
Techn.-Wissenschaftl. Büro für die Bastfaserindustrie, Bielefeld
Der Einfluß der Natriumchloridbleiche auf Qualität und Verwebbarkeit von Leinengarnen und die Eigenschaften der Leinengewebe unter besonderer Berücksichtigung des Einsatzes von Schützen- und Spulenwechselautomaten in der Leinenweberei

Heft 33:
Kohlenstoffbiologische Forschungsstation e. V.
Eine Methode zur Bestimmung von Schwefeldioxyd und Schwefelwasserstoff in Rauchgasen und in der Atmosphäre

Heft 34:
Textilforschungsanstalt Krefeld
Quellungs- und Entquellungsvorgänge bei Faserstoffen

Heft 35:
Professor Dr. Wilhelm Kast, Krefeld
Feinstrukturuntersuchungen an künstlichen Zellulosefasern verschiedener Herstellungsverfahren

Heft 36:
Forschungsinstitut der feuerfesten Industrie, Bonn
Untersuchungen über die Trocknung von Rohton. Untersuchungen über die chemische Reinigung von Silika- und Schamotte-Rohstoffen mit chlorhaltigen Gasen

Heft 37:
Forschungsinstitut der feuerfesten Industrie, Bonn
Untersuchungen über den Einfluß der Probenvorbereitung auf die Kaltdruckfestigkeit feuerfester Steine

Heft 38:
Forschungsstelle für Acetylen, Dortmund
Untersuchungen über die Trocknung von Acetylen zur Herstellung von Dissousgas

Heft 39:
Forschungsgesellschaft Blechverarbeitung e. V., Düsseldorf
Untersuchungen an prägegemusterten und vorgelochten Blechen

Heft 40:
Landesgeologe Dr.-Ing. W. Wolff, Amt für Bodenforschung, Krefeld
Untersuchungen über die Anwendbarkeit geophysikalischer Verfahren zur Untersuchung von Spateisengängen im Siegerland

Heft 41:
Techn.-Wissenschaftl. Büro für die Bastfaserindustrie, Bielefeld
Untersuchungsarbeiten zur Verbesserung des Leinenwebstuhles II

Heft 42:
Professor Dr. Burckhardt Helferich, Bonn
Untersuchungen über Wirkstoffe — Fermente — in der Kartoffel und die Möglichkeit ihrer Verwendung

Heft 43:
Forschungsgesellschaft Blechverarbeitung e. V., Düsseldorf
Forschungsergebnisse über das Beizen von Blechen

Heft 44:
Arbeitsgemeinschaft für praktische Dehnungsmessung, Düsseldorf
Eigenschaften und Anwendungen von Dehnungsmeßstreifen

Heft 45:
Losenhausenwerk Düsseldorfer Maschinenbau AG., Düsseldorf
Untersuchungen von störenden Einflüssen auf die Lastgrenzenanzeige von Dauerschwingprüfmaschinen

Heft 46:
Professor Dr. phil. W. Fuchs, Aachen
Untersuchungen über die Aufbereitung von Wasser für die Dampferzeugung in Benson-Kesseln

Heft 47:
Prof. Dr.-Ing. habil. Karl Krekeler, Aachen
Versuche über die Anwendung der induktiven Erwärmung zum Sintern von hochschmelzenden Metallen sowie zur Anlegierung und Vergütung von aufgespritzten Metallschichten mit dem Grundwerkstoff.

Heft 48:
Max-Planck-Institut für Eisenforschung, Düsseldorf
Spektrochemische Analyse der Gefügebestandteile in Stählen nach ihrer Isolierung

Heft 49:
Max-Planck-Institut für Eisenforschung, Düsseldorf
Untersuchungen über Ablauf der Desoxydation und die Bildung von Einschlüssen in Stählen

Heft 50:
Max-Planck-Institut für Eisenforschung, Düsseldorf
Flammenspektralanalytische Untersuchung der Ferritzusammensetzung in Stählen

Heft 51:
Verein zur Förderung von Forschungs- und Entwicklungsarbeiten in der Werkzeugindustrie e. V., Remscheid
Untersuchungen an Kreissägeblättern für Holz, Fehler- und Spannungsprüfverfahren

Heft 52:
Forschungsstelle für Azetylen, Dortmund
Untersuchungen über den Umsatz bei der explosiblen Zersetzung von Azetylen
   a) Zersetzung von gasförmigem Azetylen,
   b) Zersetzung von an Silikagel adsorbiertem Azetylen

Heft 53:
Professor Dr.-Ing. H. Opitz, Aachen
Reibwert- und Verschleißmessungen an Kunststoffgleitführungen für Werkzeugmaschinen

Heft 54:
Professor Dr.-Ing. habil. F. A. F. Schmidt, Aachen
Schaffung von Grundlagen für die Erhöhung der spez. Leistung und Herabsetzung des spez. Brennstoffverbrauches bei Ottomotoren mit Teilbericht über Arbeiten an einem neuen Einspritzverfahren

Heft 55:
Forschungsgesellschaft Blechverarbeitung, Düsseldorf
Chemisches Glänzen von Messing und Neusilber

Heft 56:
Forschungsgesellschaft Blechverarbeitung, Düsseldorf
Untersuchungen über einige Probleme der Behandlung von Blechoberflächen

Heft 57:
Prof. Dr.-Ing. habil. F. A. F. Schmidt, Aachen
Untersuchungen zur Erforschung des Einflusses des chemischen Aufbaues des Kraftstoffes auf sein Verhalten im Motor und in Brennkammern von Gasturbinen.

Heft 58:
Gesellschaft für Kohlentechnik m. b. H., Dortmund
Herstellung und Untersuchung von Steinkohlenschwelteer.

Heft 59:
Forschungsinstitut der Feuerfest-Industrie, Bonn
Ein Schnellanalysenverfahren zur Bestimmung von Aluminiumoxyd, Eisenoxyd und Titanoxyd in feuerfestem Material mittels organischer Farbreagenzien auf photometrischem Wege
Untersuchungen des Alkali-Gehaltes feuerfester Stoffe mit dem Flammenphotometer nach Riehm-Lange

Heft 60:
Forschungsgesellschaft Blechverarbeitung e. V., Düsseldorf
Untersuchungen über das Spritzlackieren im elektrostatischen Hochspannungsfeld

Heft 61:
Verein zur Förderung von Forschungs- und Entwicklungsarbeiten in der Werkzeugindustrie e. V., Remscheid
Schwingungs- und Arbeitsverhalten von Kreissägeblättern für Holz

Heft 62:
Professor Dr. W. Franz, Institut für theoretische Physik der Universität Münster
Berechnung des elektrischen Durchschlags durch feste und flüssige Isolatoren

Heft 63:
Textilforschungsanstalt Krefeld
Neue Methoden zur Untersuchung der Wirkungsweise von Textilhilfsmitteln
Untersuchungen über Schlichtungs- und Entschlichtungsvorgänge

Heft 64:
Textilforschungsanstalt Krefeld
Die Kettenlängenverteilung von hochpolymeren Faserstoffen
Über die fraktionierte Fällung von Polyamiden

Heft 65:
Fachverband Schneidwarenindustrie, Solingen
Untersuchungen über das elektrolytische Polieren von Tafelmesserklingen aus rostfreiem Stahl

Heft 66:
Dr.-Ing. Peter Füsgen VDI †, Düsseldorf
Untersuchungen über das Auftreten des Ratterns bei selbsthemmenden Schneckengetrieben und seine Verhütung

Heft 67:
Heinrich Wösthoff o. H. G., Apparatebau, Bochum
Entwicklung einer chemisch-physikalischen Apparatur zur Bestimmung kleinster Kohlenoxyd-Konzentrationen

Heft 68:
Kohlenstoffbiologische Forschungsstation e. V., Essen
Algengroßkulturen im Sommer 1952
II. Über die unsterile Großkultur von Scenedesmus obliquus

Heft 69:
Wäschereiforschung Krefeld
Bestimmung des Faserabbaues bei Leinen unter besonderer Berücksichtigung der Leinengarnbleiche

Heft 70:
Wäschereiforschung Krefeld
Trocknen von Wäschestoffen

Heft 71:
Prof. Dr.-Ing. K. Leist, Aachen
Kleingasturbinen, insbesondere zum Fahrzeugantrieb

Heft 72:
Prof. Dr.-Ing. K. Leist, Aachen
Beitrag zur Untersuchung von stehenden geraden Turbinengittern mit Hilfe von Druckverteilungsmessungen

Heft 73:
Prof. Dr.-Ing. K. Leist, Aachen
Spannungsoptische Untersuchungen von Turbinenschaufelfüßen

Heft 74:
Max-Planck-Institut für Eisenforschung, Düsseldorf
Versuche zur Klärung des Umwandlungsverhaltens eines sonderkarbidbildenden Chromstahls

Heft 75:
Max-Planck-Institut für Eisenforschung, Düsseldorf
Zeit-Temperatur-Umwandlungs-Schaubilder als Grundlage der Wärmebehandlung der Stähle

Heft 76:
Max-Planck-Institut für Arbeitsphysiologie, Dortmund
Arbeitstechnische und arbeitsphysiologische Rationalisierung von Mauersteinen

Heft 77:
Meteor Apparatebau Paul Schmeck G. m. b. H., Siegen
Entwicklung von Leuchtstoffröhren hoher Leistung

Heft 78:
Forschungsstelle für Acetylen, Dortmund
Über die Zustandsgleichung des gasförmigen Acetylens und das Gleichgewicht Acetylen—Aceton

Heft 79:
Techn.-Wissenschaftl. Büro für die Bastfaserindustrie, Bielefeld
Trocknung von Leinengarnen III
Spinnspulen- und Spinnkopstrocknung
Vorgang und Einwirkung auf die Garnqualität

Heft 80:
Techn.-Wissenschaftl. Büro für die Bastfaserindustrie, Bielefeld
Die Verarbeitung von Leinengarn auf Webstühlen mit und ohne Oberbau

Heft 81:
Prüf- und Forschungsinstitut für Ziegeleierzeugnisse, Essen-Kray
Die Einführung des großformatigen Einheits-Gitterziegels im Lande Nordrhein-Westfalen

Heft 82:
Vereinigte Aluminium-Werke AG., Bonn
Forschungsarbeiten auf dem Gebiet der Veredelung von Aluminium-Oberflächen

Heft 83:
Prof. Dr. S. Strugger, Münster
Über die Struktur der Proplastiden

Heft 84:
Dr. med. habil., Dr. phil. H. Baron, Düsseldorf
Über Standardisierung von Wundtextilien

Heft 85:
Textilforschungsanstalt Krefeld
Physikalische Untersuchungen an Fasern, Fäden, Garnen und Geweben:
Untersuchungen am Knickscheuergerät nach Weltzien

Heft 86:
Professor Dr.-Ing. H. Opitz, Aachen
Untersuchungen über das Fräsen von Baustahl sowie über den Einfluß des Gefüges auf die Zerspanbarkeit

Heft 87:
Gemeinschaftsausschuß Verzinken, Düsseldorf
Untersuchungen über Güte von Verzinkungen

Heft 88:
Gesellschaft für Kohlentechnik mbH., Dortmund-Eving
Oxydation von Steinkohle mit Salpetersäure

Heft 89:
Verein Deutscher Ingenieure, Gleitlagerforschung, Düsseldorf und Prof. Dr.-Ing. G. Vogelpohl, Göttingen
Versuche mit Preßstoff-Lagern für Walzwerke

Heft 90:
Forschungs-Institut der Feuerfest-Industrie, Bonn
Das Verhalten von Silikasteinen im Siemens-Martin-Ofengewölbe

Heft 91:
Forschungs-Institut der Feuerfest-Industrie, Bonn
Untersuchungen des Zusammenhangs zwischen Leistung und Kohlenverbrauch von Kammeröfen zum Brennen von feuerfesten Materialien

Heft 92:
Techn.-Wissenschaftl. Büro für die Bastfaserindustrie, Bielefeld und Laboratorium für textile Meßtechnik, M.-Gladbach
Messungen von Vorgängen am Webstuhl

Heft 93:
Prof. Dr. W. Kast, Krefeld
Spinnversuche zur Strukturerfassung künstlicher Zellulosefasern

Heft 94:
Prof. Dr. phil. habil. G. Winter, Bonn
Die Heilpflanzen des MATTHIOLUS (1611) gegen Infektionen der Harnwege und Verunreinigung der Wunden bzw. zur Förderung der Wundheilung im Lichte der Antibiotikaforschung

Heft 95:
Prof. Dr. phil. habil. G. Winter, Bonn
Untersuchungen über die flüchtigen Antibiotika aus der Kapuziner- (Tropaeolum maius) und Gartenkresse (Lepidium sativum) und ihr Verhalten im menschlichen Körper bei Aufnahme von Kapuziner- bzw. Gartenkressensalat per os

Heft 96:
Dr.-Ing. P. Koch, Dortmund
Austritt von Exoelektronen aus Metalloberflächen unter Berücksichtigung der Verwendung des Effektes für die Materialprüfung

Heft 97:
Ing. H. Stein, M.-Gladbach
Laboratorium für textile Meßtechnik
Untersuchung der Verzugsvorgänge an den Streckwerken verschiedener Spinnereimaschinen
2. Bericht: Ermittlung der Haft-Gleiteigenschaften von Faserbändern und Vorgarnen

Heft 98:
Fachverband Gesenkschmieden, Hagen
Die Arbeitsgenauigkeit beim Gesenkschmieden unter Hämmern

Heft 99:
Prof. Dr.-Ing. G. Garbotz, Aachen
Der Kraft- und Arbeitsaufwand sowie die Leistungen beim Biegen von Bewehrungsstählen in Abhängigkeit von den Abmessungen, den Formen und der Güte der Stähle (Ermittlung von Leistungsrichtlinien)

Heft 100:
Prof. Dr.-Ing. H. Opitz, Aachen
Untersuchungen von elektrischen Antrieben, Steuerungen und Regelungen an Werkzeugmaschinen

VERÖFFENTLICHUNGEN DER ARBEITSGEMEINSCHAFT FÜR FORSCHUNG DES LANDES NORDRHEIN-WESTFALEN

Im Auftrage des Ministerpräsidenten Karl Arnold

Herausgegeben von Staatssekretär Prof. Leo Brandt

Heft 1:
Prof. Dr.-Ing. Friedrich Seewald, Technische Hochschule Aachen
Neue Entwicklungen auf dem Gebiete der Antriebsmaschinen
Prof. Dr.-Ing. Friedrich A. F. Schmidt, Technische Hochschule Aachen
Technischer Stand und Zukunftsaussichten der Verbrennungsmaschinen, insbesondere der Gasturbinen
Dr.-Ing. R. Friedrich, Siemens-Schuckert-Werke A.-G., Mülheimer Werk
Möglichkeiten und Voraussetzungen der industriellen Verwertung der Gasturbine

Heft 2:
Prof. Dr.-Ing. Wolfgang Riezler, Universität Bonn
Probleme der Kernphysik
Prof. Dr. phil. Fritz Micheel, Universität Münster,
Isotope als Forschungsmittel in der Chemie und Biochemie

Heft 3:
Prof. Dr. med. Emil Lehnartz, Universität Münster
Der Chemismus der Muskelmaschine
Prof. Dr. med. Gunther Lehmann, Direktor des Max-Planck-Instituts für Arbeitsphysiologie, Dortmund
Physiologische Forschung als Voraussetzung der Bestgestaltung der menschlichen Arbeit
Prof. Dr. Heinrich Kraut, Max-Planck-Institut für Arbeitsphysiologie, Dortmund
Ernährung und Leistungsfähigkeit

Heft 4:
Prof. Dr. Franz Wever, Max-Planck-Institut für Eisenforschung, Düsseldorf
Aufgaben der Eisenforschung
Prof. Dr.-Ing. Hermann Schenck, Technische Hochschule Aachen
Entwicklungslinien des deutschen Eisenhüttenwesens
Prof. Dr.-Ing. Max Haas, Techn. Hochschule Aachen
Wirtschaftliche und technische Bedeutung der Leichtmetalle und ihre Entwicklungsmöglichkeiten

Heft 5:
Prof. Dr. med. Walter Kikuth, Medizinische Akademie Düsseldorf
Virusforschung
Prof. Dr. Rolf Danneel, Universität Bonn
Fortschritte der Krebsforschung
Prof. Dr. med. Dr. phil. W. Schulemann, Univ. Bonn
Wirtschaftliche und organisatorische Gesichtspunkte für die Verbesserung unserer Hochschulforschung

Heft 6:
Prof. Dr. Walter Weizel, Institut für theoretische Physik, Bonn
Die gegenwärtige Situation der Grundlagenforschung in der Physik
Prof. Dr. Siegfried Strugger, Universität Münster
Das Duplikantenproblem in der Biologie
Prof. Dr. Rolf Danneel, Universität Bonn
Über das Verhalten der Mitochondrien bei der Mitose der Mesenchymzellen des Hühner-Embryos
Direktor Dr. Fritz Gummert, Ruhrgas A.-G., Essen
Überlegungen zu den Faktoren Raum und Zeit im biologischen Geschehen und Möglichkeiten einer Nutzanwendung

Heft 7:
Prof. Dr.-Ing. August Götte, Technische Hochschule Aachen
Steinkohle als Rohstoff und Energiequelle
Prof. Dr. e. h. Karl Ziegler, Max-Planck-Institut für Kohlenforschung Mülheim a. d. Ruhr
Über Arbeiten des Max-Planck-Instituts für Kohlenforschung

Heft 8:
Prof. Dr.-Ing. Wilhelm Fucks, Technische Hochschule Aachen
Die Naturwissenschaft, die Technik und der Mensch
Prof. Dr. sc. pol. Walther Hoffmann, Universität Münster
Wirtschaftliche und soziologische Probleme des technischen Fortschritts

Heft 9:
Prof. Dr.-Ing. Franz Bollenrath, Technische Hochschule Aachen
Zur Entwicklung warmfester Werkstoffe
Dr. Heinrich Kaiser, Staatl. Materialprüfungsamt Dortmund
Stand spektralanalytischer Prüfverfahren und Folgerung für deutsche Verhältnisse

Heft 10:
Prof. Dr. Hans Braun, Universität Bonn
Möglichkeiten und Grenzen der Resistenzzüchtung
Prof. Dr.-Ing. Carl Heinrich Dencker, Universität Bonn
Der Weg der Landwirtschaft von der Energieautarkie zur Fremdenergie

Heft 11:
Prof. Dr.-Ing. Herwart Opitz, Technische Hochschule Aachen
Entwicklungslinien der Fertigungstechnik in der Metallbearbeitung
Prof. Dr.-Ing. Karl Krekeler, Technische Hochschule Aachen
Stand und Aussichten der schweißtechnischen Fertigungsverfahren

Heft: 12
Dr. Hermann Rathert, Mitglied des Vorstandes der Vereinigten Glanzstoff-Fabriken A.-G., Wuppertal-Elberfeld
Entwicklung auf dem Gebiet der Chemiefaser-Herstellung
Prof. Dr. Wilhelm Weltzien, Direktor der Textilforschungsanstalt Krefeld
Rohstoff und Veredlung in der Textilwirtschaft

Heft: 13
Dr.-Ing. e. h. Karl Herz, Chefingenieur im Bundesministerium für das Post- und Fernmeldewesen Frankfurt a. Main
Die technischen Entwicklungstendenzen im elektrischen Nachrichtenwesen
Ministerialdirektor Dipl.-Ing. Leo Brandt, Düsseldorf
Navigation und Luftsicherung

Heft 14:
Prof. Dr. Burckhardt Helferich, Universität Bonn
Stand der Enzymchemie und ihre Bedeutung
Prof. Dr. med. Hugo W. Knipping, Direktor der Med. Universitätsklinik Köln
Ausschnitt aus der klinischen Carcinomforschung am Beispiel des Lungenkrebses

Heft 15:
Prof. Dr. Abraham Esau, Technische Hochschule Aachen
Die Bedeutung von Wellenimpulsverfahren in Technik und Natur
Prof. Dr.-Ing. Eugen Flegler, Technische Hochschule Aachen
Die ferromagnetischen Werkstoffe in der Elektrotechnik und ihre neueste Entwicklung

Heft 16:
Prof. Dr. rer. pol. Rudolf Seyffert, Universität Köln
Die Problematik der Distribution
Prof. Dr. rer. pol. Theodor Beste, Universität Köln
Der Leistungslohn

Heft 17:
Prof. Dr.-Ing. Friedrich Seewald, Technische Hochschule Aachen
Die Flugtechnik und ihre Bedeutung für den allgemeinen technischen Fortschritt
Prof. Dr.-Ing. Edouard Houdremont, Essen
Art und Organisation der Forschung in einem Industriekonzern

Heft 18:
Prof. Dr. med. Dr. phil. W. Schulemann, Universität Bonn
Theorie und Praxis pharmakologischer Forschung
Prof. Dr. Wilhelm Groth, Direktor des Physikalisch-Chemischen Instituts, Universität Bonn
Technische Verfahren zur Isotopentrennung

Heft 19:
Dipl.-Ing. Kurt Traenckner, Stellvertr. Vorstandsmitglied der Ruhrgas-A.G., Essen
Entwicklungstendenzen der Gaserzeugung

Heft 20:
M. Zvegintzov
Wissenschaftliche Forschung und die Auswertung ihrer Ergebnisse. Ziel und Tätigkeit der National Research Development Corporation
Dr. Alexander King, Department of Scientific & Industrial Research, London
Wissenschaft und internationale Beziehungen

Heft 21:
Prof. Dr. phil. Robert Schwarz, Aachen
Wesen und Bedeutung der Silicium-Chemie
Prof. Dr. Kurt Alder, Universität Köln
Fortschritte in der Synthese von Kohlenstoffverbindungen

Heft 21 a
Jahresfeier der Arbeitsgemeinschaft für Forschung des Landes Nordrhein-Westfalen am 21. 5. 1952 in Düsseldorf mit Ansprachen des Herrn Bundespräsidenten Professor Dr. Theodor Heuss, des Herrn Ministerpräsidenten Arnold, Frau Kultusminister Teusch, der Herren Professor Dr. Hahn, Professor Dr. Strugger, Vizepräsident Dobbert, Professor Dr. Richter, Professor Dr. Fucks.

Heft 22:
Prof. Dr. Johannes von Allesch, Universität Göttingen
Die Bedeutung der Psychologie im öffentlichen Leben
Prof. Dr. med. Otto Graf, Max-Planck-Institut für Arbeitsphysiologie, Dortmund
Triebfedern menschlicher Leistung

Heft 23:
Prof. Dr. phil. Dr. jur. h. c. Bruno Kuske, Universität Köln
Probleme der Raumforschung
Prof. Dr. Dr.-Ing. e. h. Prager
Städtebau und Landesplanung

Heft 24:
Prof. Dr. Rolf Danneel, Universität Bonn
Über die Wirkungsweise der Erbfaktoren
Prof. Dr. K. Herzog, Medizinische Akademie Düsseldorf
Bewegungsbedarf der menschlichen Gliedmaßengelenke bei der Berufsarbeit

Heft 25:
Prof. Dr. O. Haxel, Heidelberg
Energiegewinnung aus Kernprozessen
Dr. Dr. Max Wolf, Düsseldorf
Gegenwartsprobleme der energiewirtschaftlichen Forschung

Heft 26:
Prof. Dr. Friedrich Becker, Universität Bonn
Ultrakurzwellen aus dem Weltraum, ein neues Forschungsgebiet der Astronomie
Dozent Dr. H. Straßl, Bonn
Bemerkenswerte Doppelsterne und das Problem der Sternentwicklung

Heft 27:
Prof. Dr. Heinrich Behnke, Universität Münster
Der Strukturwandel der Mathematik in der ersten Hälfte des 20. Jahrhunderts
Prof. Dr. E. Sperner, Bonn
Eine mathematische Analyse der Luftdruckverteilungen in großen Gebieten

Heft 28:
Prof. Dr. O. Niemczyk, Aachen
Die Problematik gebirgsmechanischer Vorgänge im Steinkohlenbergbau
Prof. Dr. W. Ahrens, Krefeld
Die Bedeutung geologischer Forschung für die Wirtschaft, besonders in Nordrhein-Westfalen

Heft 29:
Prof. Dr. B. Rensch, Münster
Das Problem der Residuen bei Lernleistungen
Prof. Dr. H. Fink, Köln
Über Leberschäden bei der Bestimmung des biologischen Wertes verschiedener Eiweiße von Mikroorganismen

Heft 30:
Prof. Dr.-Ing. F. Seewald, Aachen
Forschungen auf dem Gebiete der Aerodynamik
Prof. Dr.-Ing. K. Leist, Aachen
Forschungen in der Gasturbinentechnik

Heft 31:
Direktor Dr. F. Mietzsch, Wuppertal
Chemie und wirtschaftliche Bedeutung der Sulfonamide
Prof. Dr. G. Domagk, Wuppertal
Die experimentellen Grundlagen der Chemotherapie der bakteriellen Infektionen

Heft 32:
Prof. Dr. Hans Braun, Universität Bonn
Die Verschleppung von Pflanzenkrankheiten und -schädlingen über die Welt
Prof. Dr. Wilhelm Rudorf, Max-Planck-Institut für Züchtungsforschung, Voldagsen
Der Beitrag von Genetik und Züchtung zur Bekämpfung von Viruskrankheiten der Nutzpflanzen

Heft 33:
Prof. Dr.-Ing. V. Aschoff, Aachen
Probleme der elektroakustischen Einkanalübertragung
Prof. Dr.-Ing. H. Döring, Aachen
Erzeugung und Verstärkung von Mikrowellen

Heft 34:
Geheimrat Prof. Dr. Rudolf Schenck, Aachen
Bedingungen und Gang der Kohlenhydratsynthese im Licht
Prof. Dr. Emil Lehnartz, Universität Münster
Die Endstufen des Stoffabbaus im Organismus

Heft 35:
Prof. Dr.-Ing. H. Schenk, Aachen
Gegenwartsprobleme der Eisenindustrie in Deutschland
Prof. Dr.-Ing. E. Piwowarsky, Aachen
Gelöste und ungelöste Probleme des Gießereiwesens

Heft 36:
Prof. Dr. W. Riezler, Bonn
Teilchenbeschleuniger
Prof. Dr. med. G. Schubert, Hamburg
Anwendung neuer Strahlenquellen in der Krebstherapie

Heft 37:
Prof. Dr. F. Lotze, Münster
Probleme der Gebirgsbildung
Bergwerksdirektor Bergassessor a. D. Rauschenbach, Essen
Die Erhaltung der Förderungskapazität des Ruhrbergbaues auf lange Sicht

Heft 38:
Dr. E. C. Cherry, D. Sc., A.M.I.E.E., London
Cybernetics
Prof. Dr. E. Pietsch, Clausthal-Zellerfeld
Dokumentation und mechanisches Gedächtnis — zur Frage der Ökonomie der geistigen Arbeit

Heft 39:
Dr. H. Haase, Hamburg
Infrarot und seine technischen Anwendungen
Prof. Dr. A. Esau, Aachen
Die Bedeutung des Ultraschalls für technische Anwendungsgebiete

Heft 40:
Bergassessor F. Lange, Bochum-Hordel
Die wissenschaftliche und soziale Bedeutung der Silikose im Bergbau
Prof. Dr. W. Kikuth, Düsseldorf
Die Entstehung der Silikose und ihre Verbreitungsmaßnahmen

Heft 40a:
Prof. Dr. E. Groß, Bonn
Berufskrebs und Krebsforschung
Prof. Dr. H. W. Knipping, Köln
Die Situation der Krebsforschung vom Standpunkt der Klinik und des praktischen Arztes

Geisteswissenschaften

Heft 1:
Prof. Dr. W. Richter, Bonn
Die Bedeutung der Geisteswissenschaften für die Bildung unserer Zeit
Prof. Dr. J. Ritter, Münster
Die aristotelische Lehre vom Ursprung und Sinn der Theorie

Heft 2:
Prof. Dr. J. Kroll, Köln
Elysium
Prof. Dr. G. Jachmann, Köln,
Die vierte Ekloge Vergils

Heft 3:
Prof. Dr. H. E. Stier, Münster
Die klassische Demokratie

Heft 4:
Prof. Dr. W. Caskel, Köln
Lihjan und Lihjanisch. Sprache und Kultur eines früharabischen Königreiches

Heft 5:
Prof. Dr. Th. Ohm, Münster
Stammesreligionen im südlichen Tanganyika-Territorium. — Religionswissenschaftliche Ergebnisse meiner Ostafrikareise 1951

Heft 6:
Prälat Prof. Dr. G. Schreiber, Münster
Deutsche Wissenschaftspolitik von Bismarck bis zum Atomphysiker Otto Hahn

Heft 7:
Prof. Dr. W. Holtzmann, Bonn
Das mittelalterliche Imperium und die werdenden Nationen

Heft 8:
Prof. Dr. W. Caskel, Köln
Die Bedeutung der Beduinen in der Geschichte der Araber

Heft 9:
Prälat Prof. Dr. G. Schreiber, Münster
Iroschottische und angelsächsische Kultureinflüsse im Mittelalter

Heft 10:
Prof. Dr. P. Rassow, Köln
Forschungen zur Reichsidee im 16. und 17. Jahrhundert

Heft 11:
Prof. Dr. H. E. Stier, Münster
Roms Aufstieg zur Weltherrschaft

Heft 12:
Prof. Dr. D. K. H. Rengstorf, Münster
Zum Problem der Gleichberechtigung zwischen Mann und Frau auf dem Boden des Urchristentums
Prof. Dr. H. Conrad, Bonn,
Grundprobleme einer Reform des Familienrechts

Heft 13:
Professor Dr. Max Braubach, Bonn,
Der Weg zum 20. Juli 1944 — Ein Forschungsbericht

Heft 14:
Prof. Dr. Paul Hübinger, Münster
Das deutsch-französische Verhältnis und seine mittelalterlichen Grundlagen

Heft 15:
Prof. Dr. Franz Steinbach, Bonn
Der geschichtliche Weg des wirtschaftenden Menschen in die soziale Freiheit und politische Verantwortung

Heft 16:
Prof. Dr. Josef Koch, Köln
Die Ars coniecturalis des Nikolaus von Cues

Heft 17:
Dr. James B. Conant,
U.S.-Hochkommissar für Deutschland
Staatsbürger und Wissenschaftler
Prof. Dr. D. Karl Heinrich Rengstorf, Münster
Antike und Christentum

Heft 18:
Prof. Dr. Richard Alewyn, Köln
Klopstocks Publikum

Heft 19:
Prof. Dr. Fritz Schalk, Köln
Das Lächerliche in der französischen Literatur des Ancien Regime

Heft 20:
Prof. Dr. Ludwig Raiser, Bad Godesberg
Präsident der Deutschen Forschungsgemeinschaft
Rechtsfragen der Mitbestimmung

Heft 21:
Prof. D. Martin Noth, Bonn
Das Geschichtsverständnis der alttestamentlichen Apokalyptik

Heft 22:
Prof. Dr. Walter F. Schirmer, Bonn
Glück und Ende der Könige in Shakespeares Historien

Heft 23:
Prof. Dr. Günther Jachmann, Köln
Der homerische Schiffskatalog und die Ilias

Heft 24:
Prof. Dr. Theodor Klauser, Bonn
Die römischen Petrustraditionen im Lichte der neuen Ausgrabungen unter der Peterskirche

Heft 25:
Prof. Dr. Hans Peters, Köln
Der Grundsatz der Gewaltentrennung in heutiger Sicht

If you have any concerns about our products,
you can contact us on
ProductSafety@springernature.com

In case Publisher is established outside the EU,
the EU authorized representative is:
**Springer Nature Customer Service Center GmbH
Europaplatz 3, 69115 Heidelberg, Germany**

Printed by Libri Plureos GmbH
in Hamburg, Germany